Criança
Explosiva

Douglas A. Riley

Criança Explosiva

O que ela está tentando dizer?

Tradução
Alda Porto

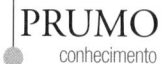

Título original: *What your explosive child is trying to tell you*
Copyright © 2008 by Douglas A. Riley
Originalmente publicada e especialmente organizada pela
Houghton Mifflin Harcourt Publishing Company

Todos os direitos reservados. Nenhuma parte desta obra pode ser reproduzida ou transmitida por qualquer forma ou meio eletrônico ou mecânico, inclusive fotocópia, gravação ou sistema de armazenagem e recuperação de informação, sem a permissão escrita do editor.

Direção editorial
Soraia Luana Reis

Editora
Luciana Paixão

Editora assistente
Deborah Quintal

Assistência editorial
Elisa Martins

Preparação de texto
Ana Cristina Garcia

Revisão
Denise Katchuian Dognini
Gisele Gonçalves Bueno Quirino de Souza

Criação e produção gráfica
Thiago Sousa

Assistentes de criação
Marcos Gubiotti (projeto de capa)
Juliana Ida

Imagem de capa: Norbert Schaefer / CORBIS / Corbis (DC) / Latinstock.

CIP-Brasil. Catalogação-na-fonte
Sindicato Nacional dos Editores de Livros, RJ

R43c   Riley, Douglas A.
            Criança explosiva / Douglas A. Riley; tradução Alda Porto. - São Paulo: Prumo,2009.

            Tradução de: What your explosive child is trying to tell you
            ISBN 978-85-7927-036-9

            1. Distúrbios do comportamento em crianças. 2. comportamento colérico em crianças. 3. Psicologia infantil. I. Título.

09-4620.
                                                                                         CDD: 618.9289
                                                                                          CDU: 616.89

Direitos de edição para o Brasil: Editora Prumo Ltda.
Rua Júlio Diniz, 56 — 5º andar — São Paulo/SP — CEP: 04547-090
Tel: (11) 3729-0244 — Fax: (11) 3045-4100
E-mail: contato@editoraprumo.com.br
Site: www.editoraprumo.com.br

Para Debra,
minha alma gêmea

SUMÁRIO

Agradecimentos 9
Introdução 15

1. Não sou um moleque, sou apenas uma criança que precisa de ajuda 19
2. Mudanças e transições me fazem explodir 31
3. Alergias afetam o modo como me sinto e me comporto 79
4. Não gosto de regras 101
5. Não consigo ficar quieto 129
6. Não consigo me controlar na escola 147
7. Tudo me preocupa 165
8. Talvez eu esteja deprimidido 183
9. Todo mundo aprende mais rápido que eu 201
10. Gosto de brincar com crianças menores 219
11. Minhas meias não estão retas 235
12. Estou tão cansado 245
13. Como diminuir explosões 265
14. Ideias finais sobre viver e trabalhar 273

Notas 277
Índice 295

AGRADECIMENTOS

Minha compreensão sobre crianças e seus comportamentos ainda continua em andamento, mesmo após quase três décadas na cátedra de psicologia. Aprendi, e continuo a aprender, com um admirável grupo de pessoas ao longo dos anos. Proporciona-me enorme prazer agradecer-lhes publicamente e dizer que este livro as reflete de forma positiva e que o aprovariam.

Durante o último ano, houve a perda de duas pessoas essenciais ao meu desenvolvimento como psicólogo e pessoa. O querido amigo Dr. Tom Lanning foi o grande mestre de teoria de aconselhamento, psicoterapia e teste de personalidade. Tinha a hercúlea capacidade de ler as coisas uma vez e captá-las em toda sua complexidade. Preferia, contudo, ajudar os outros a criarem uma clara percepção da vida pessoal pela penetrante inteligência e espontaneidade, e não conseguíamos separar-nos de um encontro com ele sem um sorriso no rosto. Tom se foi em uma noite de lua cheia. Homem raro, daqueles que não aparecem com muita frequência.

Do mesmo modo, o falecimento do Dr. Robert Betz, professor emérito do departamento de aconselhamento educacional e psicológico da Universidade Western Michigan, deixou um vazio em minha vida e também na daqueles felizardos o bastante por terem sido profissionalmente orientados por ele. Dr. Betz foi jogador profissional de beisebol, erudito, genealogista, marido e pai dedicado, e seu método lúcido de aconselhamento, baseado no bom senso, influenciou centenas de discípulos durante uma longa carreira. Gosto de acreditar que ele teria lido este livro e o julgado útil a outros, o que seria um enorme elogio.

A oportunidade de trabalhar com editores experientes na Houghton Mifflin foi algo com que sonha a maioria dos escritores. Wendy Lazear convidou-me a juntar-me à família da editora (o tipo de telefonema que qualquer escritor gostaria de receber), e foi sua cuidadosa orientação e análise de minha proposta, ainda incipiente, que modelaram este livro na forma que tem hoje. Jane Rosenman acompanhou-me na composição efetiva. Introduziu a obra de verdadeiros notáveis no prelo, e com cuidadosa atenção aos meus esforços, fez-me o tempo todo afiar o texto e o pensamento. Espero que o resultado final reflita bem a confiança dela em minha habilidade para explicar o comportamento infantil. O assistente editorial Benjamin Steinberg manteve o projeto no rumo, e Beth Burleigh Fuller e Barbara Jaktola, editora e preparadora de originais, garantiram a concisão e o aprimoramento de tudo. Os estágios finais da transformação do manuscrito em um verdadeiro livro e sua colocação no mercado foram habilmente administrados por Susan Canavan, editora-chefe, e Elizabeth Lee, assistente editorial. Embora as falhas na obra sejam sem dúvida minhas, essas dedicadas profissionais merecem crédito pelas contribuições individuais e coletivas, e é um prazer agradecer-lhes.

Recebi o constante apoio e referências de muitos pediatras, enfermeiros, professores e conselheiros pedagógicos da área ao longo dos anos, e continuo lisonjeado por eles aparecerem para me ajudar no tratamento de pacientes e alunos. Como sempre, também muito me lisonjeia a confiança estendida por pais ao me pedirem que trabalhe com seus filhos. As próprias crianças foram meus verdadeiros professores, e sou grato por tudo que têm me ensinado.

Por último, e mais importante, quero agradecer à minha família. Meus filhos, Collin e Sam, cresceram em meio a jovens que eu gostaria de ter sido na idade deles. São diligentes, enérgicos, criativos e generosos, e é meu mais profundo desejo, concluído este projeto, que ainda queiram passar alguns dias comigo nas montanhas, caçando trutas e uivando para a lua. Minha esposa, Debra Lintz-Riley, constitui o literal alicerce sobre o qual se construiu este livro. Aguentou minhas longas ausências enquanto pesquisava e escrevia sobre os temas cobertos aqui. Admirável observadora de crianças, com motivação insaciável para chegar ao fundo das coisas, a insistência em que tratou das causas em vez dos sintomas teve um profundo impacto na maneira como penso nas crianças e em seu comportamento. Não posso agradecer-lhe o suficiente pelas suas contribuições e paciência.

Eram seis homens do Industão
Muito voltados para a erudição,
Que foram visitar o Elefante
(Embora cegos todos os seis)
Para cada um, pela observação,
Poder satisfazer sua mente.

— JOHN GODFREY SAXE
(1816 - 1887)

INTRODUÇÃO

O objetivo deste livro é ajudar os adultos a entenderem as crianças explosivas. Na verdade, não são os adultos que me preocupam — mas as crianças. Há importantes questões a examinar. Como deve ser para o pequeno que vive fora de controle, sem ninguém — pais, professores, médicos — capaz de lhe oferecer o tipo de ajuda que permita cair nas graças de outros (desejo secreto de toda criança). "Por que ninguém entende por que a gente explode, para começo de conversa?". Para esse menino, qual deve ser a sensação de enfrentar os olhares — as pessoas sempre encaram — nos rostos das crianças e adultos que o viram mais uma vez explodir, e saber que desaprovam não apenas o que ele fez, mas também o que se tornou? Trata-se de uma sina da qual esperamos salvar nossos filhos, e foi para essas crianças que escrevi este livro.

Lembre-se dos cegos na antiga parábola indiana, que tentavam descrever o elefante: um, ao tocar-lhe a tromba, disse que devia ser uma cobra. Outro, após envolver-lhe a perna com os braços, achou que os animais deviam ser árvores. E assim por diante, cada um descrevia a aparência do animal, e ao fazê-lo pensava, como um tolo, captar a essência do que é ser um elefante.

Vê-se semelhante tendência insignificante no campo da saúde mental hoje, no qual alguns escritores pensam no comportamento explosivo como um "transtorno" que pode ser tratado com o emprego de uma única técnica de aconselhamento, ou uma combinação específica de medicamentos. Essa visão "única" talvez explique o número cada vez maior de crianças de três, quatro e cinco anos que, após serem expulsas de pré-escolas por considerarem-nas "más" ou "perigosas", se veem submetidas a camadas de medicação a fim de "curar" as explosões. Após trinta anos trabalhando com elas, preciso acrescentar que são meigas e amorosas como qualquer outra, exceto durante as explosões, e fica claro que merecem o mesmo nível de esforço que fazemos na tentativa de entender aquelas com males físicos ou as que sofrem de depressão e ansiedade.

Embora sedutor e convidativo, o método "único" para comportamento explosivo é, em última análise, errado, pois, como os cegos, não vê o contexto maior, ou seja: esse comportamento, por mais desagradável que seja testemunhá-lo ou com ele conviver, não chega sequer a ser o verdadeiro problema. Pelo contrário, trata-se apenas de um sintoma das dificuldades ocultas, porém muito reais, com que a criança luta no íntimo.

Essas dificuldades têm imensa variedade e níveis de confusão até você saber o que procurar. Mas, tão logo adquire o conhecimento, o tratamento de cada uma pode ser muito objetivo. Neste livro cubro a maioria dos motivos comuns que levam os pequenos a explodirem, além de alguns não tão comuns. E, tão importante quanto, ofereço estratégias planejadas para trabalhar com as causas das explosões de um filho.

Portanto, nossa principal tarefa como pais dessas crianças explosivas, ou profissionais que as tratam, é expandir as visões de formas que nos permitam reconhecer os problemas em que vimos trabalhando no segundo plano da vida de uma criança. Um exemplo talvez sirva para ilustrar para onde caminhamos: algumas crianças parecem nascer com o tipo de personalidade que lhes torna quase impossível aceitar as transições ou mudanças inesperadas no seu tempo de modo gracioso. Poucas pessoas que testemunham ataques de fúria saberiam que os cérebros processam automaticamente fatos ou transições inesperados ("estalos", segundo os descreve um menino) como sérios sinais de perigo, e por isso as vítimas brigam e discutem, ou entram em alerta vermelho quando enfrentam um acontecimento inesperado que outras aceitam com facilidade. Para tais crianças, os estouros nada têm a ver com o fato de serem opositivos, voluntariosos, nem moleques malcriados, explicações convencionais. Ao contrário, são tão sensíveis a fatos inesperados que sofrem explosões literais de ansiedade diante de um. Você logo descobrirá como usar métodos sensatos de tratamento, além de outras causas da conduta estourada. Minha esperança é que o leitor acabe por entender essas crianças como pequenos seres humanos de admirável complexidade, capazes de serem tratadas e curadas por meio de bondade e amor, e sem recorrer ao uso da força ou múltiplos medicamentos.

O que tenta dizer uma criança explosiva? Sem percebê-lo, elas dizem pelas ações que algo mais profundo está acontecendo, algo que precisa de atenção. Mantenha-se consciente de que as pequenas não têm vocabulário nem aptidões verbais para contar o que as aflige, e seus humores e comportamentos consistem na linguagem que você terá de decifrar a fim de entendê-las.

Embora este livro trate de crianças na faixa etária aproximada dos três aos dez anos, creio que as mais velhas, e até os adultos, melhoram as respectivas vidas assim que começam a analisar as próprias explosões de raiva. Tenho atendido a um grande número de pais que, tão logo passamos a falar dos motivos ocultos que levam os filhos a perderem as estribeiras, me dizem: "Isso lembra o irmão adolescente dele", ou "É o que acontece comigo". Nesse aspecto, espero que os leitores aproveitem as ideias apresentadas aqui e as apliquem em contextos ainda mais amplos que os planejados em princípio. A análise do motivo de as crianças explodirem tem muito a nos dizer sobre a razão de adolescentes e adultos terem pequenos surtos. Minha esperança, claro, é acabar com esses faniquitos e ataques de raiva enquanto a criança ainda é pequena, para que os anos da adolescência e vida adulta sejam felizes, pacíficos e produtivos.

1
NÃO SOU UM MOLEQUE, SOU APENAS UMA CRIANÇA QUE PRECISA DE AJUDA

Imagine o menino que você vê no supermercado, aquele que o faz desejar cair de joelhos e gritar bem alto: "Graças a Deus, não é meu filho!". Falamos aqui da criança que bate, chuta, cospe, tem faniquitos, abre o berreiro, ataca os pais e os colegas por motivos tão banais que não se pode deixar de perguntar se está "possuída". O problema surge quando você não pode ir embora, balançando a cabeça e imaginando em que os pais erraram, porque *você* é um deles, trata-se de *seu* filho, e terá de levá-lo para casa – tão logo consiga "arrastá-lo" até o carro e encontrar um jeito de mantê-lo ali com o cinto de segurança. O que um pai deve fazer?

Por que meu filho age assim?

Quando os pais telefonam para o meu consultório a fim de marcar uma consulta para o filho que será expulso do jardim de infância ou que os levou a um centímetro do isolamento social de vizinhos e amigos por causa de problemas de comportamento, só têm uma coisa em mente: "Por que meu filho age assim?".

Os pais – as mães, em particular – são cientistas naturais quando se trata dessa pergunta. Passam horas criando hipóteses para explicar as atitudes da criança, pensando e interrogando-se até ficarem enjoados. Qual mãe, bem lá no fundo, não desconfia que a criança explosiva, cheia de faniquitos e acessos de fúria, não passa de um moleque malcriado? Mas se você é uma dessas mães ou desses pais cujos ataques de raiva do filho constituem material de lenda no jardim de infância, simplesmente rotulá-lo assim não elimina as suspeitas de que algo está errado. O problema da palavra "mas" é que nada lhe diz por quê.

O *por que* é a tentação que você deve ter se deseja chegar à verdadeira compreensão do que fazer para ajudar seu filho. Como logo ficará sabendo, a resposta sobre o motivo de as crianças explodirem é muito mais interessante e muito mais complexa que a hipótese do moleque malcriado.

O primeiro passo para chegar à *razão* do problema é entender os diferentes tipos de explosão que as crianças costumam apresentar. Embora os acessos de raiva mais dramáticos possam soar muito semelhantes ao pai arrasado ali parado, olhando, nem todas as explosões são geradas da mesma forma. Vou demonstrar isso em poucas palavras. Antes, porém, quero pedir-lhe que faça o possível para não cair em qualquer das duas armadilhas que vou citar. A primeira é confundir sintomas com causas. Quando você trabalha com crianças que explodem, talvez se sinta tentado a achar que as explosões são o problema, ou, em termos médicos, o *transtorno*, ou, ainda, o *distúrbio*. O bom senso deve lhe dizer, no entanto, que as crianças não ficam sentadas felizes, brincando, e de repente *BUM!* – explodem sem motivo. Alguma coisa oculta, algo que age sob a superfície, faz que elas disparem, vez após vez.

A segunda armadilha é amontoar todas as causas de explosão infantil em uma pilha e dizer que existe uma técnica universal para tratá-las. Essa ideia é como dizer que uma dor de cabeça deve ser causada pelo mesmo problema que causa dor na perna, na barriga ou no ombro, e que todas podem ser tratadas com uma aspirina.

Steven e Henry

Pense nos acessos explosivos como *icebergs*. A parte visível, aquele um décimo acima da superfície, são os berros, os olhos saltados, os braços agitados, os cuspes e os chutes que essas crianças desferem no meio dos ataques. Os nove décimos que não vemos de imediato são as verdadeiras causas. É aí que nos tornamos detetives e entramos no mistério de forças poderosas incríveis.

Tão logo aprenda a pensar em todas essas forças, você passará a entender por que seu filho reage ao mundo de forma bastante específica, e os estouros começarão a fazer sentido. Não estamos sugerindo que os pais apreciem ou endossem o comportamento explosivo da criança, mas que compreendam o que o provoca e, assim, tenham mais condições de reagir de modo que reduza as explosões.

Os dois exemplos seguintes mostrarão perfeitamente por que a analogia do *iceberg* é útil. Steven e Henry eram alunos do primeiro ano do curso primário, e atacavam os colegas. Steven fazia isso no ponto do ônibus; Henry, principalmente na lanchonete, mas também nos corredores ou na biblioteca da escola. Antes de virem ao meu consultório, os pais dos dois haviam tentado suspensões, perda de privilégios, recompensas, conversas, sermões, berros, surras, barganhas, suborno, tudo em vão. Os ataques simplesmente continuaram. Os meninos corriam perigo de serem postos em ambientes educacionais alternativos. As respectivas escolas e os outros pais haviam começado a rotulá-los de hostis e explosivos, e exigiam que alguma atitude fosse tomada imediatamente.

À primeira vista, Steven parecia, para a maioria dos pais, muito calado (tímido, na verdade), ansioso e por certo não inclinado à típica atitude agressiva de encarar os pais de igual para igual que vemos em crianças e adolescentes hostis. No ponto de ônibus, porém, subia nas costas dos outros e puxava-lhes os cabelos ou puxava-os para trás, nos degraus do veículo, pelo casaco ou pelo cinto. Em uma ocasião, arranhou tão feio o rosto de uma menina que tiveram de levá-la ao médico.

Henry, ao contrário, era um menino parrudo, com uma terrível carranca. Fácil acreditar que podia ser um sujeito raivoso. Tinha um método de ataque mais direto que o de Steven. Socava o garoto que o enfurecia direto na cara. Por ser mais ou menos um terço maior que a maioria dos colegas, causava grandes estragos.

O que descobri à medida que conheci melhor Steven foi que seu modo de pensar tinha uma acentuada obsessividade. Ele acreditava que *tinha* de ser o primeiro a entrar no ônibus todo dia. Quando se dirigia para lá com a mãe, punha-se a choramingar de ansiedade se via outra criança chegar antes.

A batalha travada pela mãe com o filho nessas manhãs era o exato oposto do que se passa na maioria dos lares. Quase todas as crianças precisam ser ameaçadas para sair a tempo e não perder o ônibus. Steven teria partido de boa vontade uma hora antes se a mãe não se dispusesse a enfrentá-lo, e a necessidade de chegar primeiro criava tensão à mesa do café toda manhã. A criança acreditava que tinha de ser a primeira, da mesma forma como você e eu acreditamos que precisamos respirar. O poder dessa crença a fazia atacar outras crianças que tentavam passar-lhe à frente. Do ponto de vista dele, ser o primeiro a entrar era uma questão de vida ou morte.

Agora, voltemos a nosso amigo Henry. Ele tinha o que se chama de transtorno de processamento sensorial. Não se preocupava com nada nem era compulsivo, de modo nenhum. Ao contrário, mostrava uma delicada sensibilidade ao toque ou pressão. As etiquetas na gola das camisetas o irritavam de forma horrível, e, quando mais jovem, podia-se garantir um ataque de fúria "categoria mundial" se as costuras das meias no dedão do pé não estivessem alinhadas retas. Sempre se queixava das roupas muito apertadas. Esticava tanto a gola das camisetas que estas quase lhe deslizavam pelo ombro. Junto com tudo isso, vinha uma exagerada necessidade de espaço corporal, pois qualquer um que nele encostasse, mesmo de leve, fazia-o subir pelas paredes.

O perigo de crianças como Henry é que todas passam muito tempo em filas na escola. Quando alguém lhe dava uma trombada, ele se sentia atacado. Retaliava, aparentemente no que lhe parecia autodefesa. A carranca crônica no rosto se devia à crença de que vivia em um mundo onde se via sempre atacado pelos colegas.

Com a identificação da causa da fúria de cada uma das crianças, tornaram-se claras as soluções, e tenho o prazer de informar que Steven, Henry e os pais deles hoje estão muito bem. Mas à custa de muitas coçadas na cabeça sobre os motivos do comportamento deles.

Teoria da classificação dos acessos de raiva

Toda criança tem faniquitos, ataques de fúria e explosões. Isso é apenas parte da condição infantil. Alguns desses atos encaixam-se em uma categoria que uso com muita frequência: dolorosamente normal. Que pais não tiveram a experiência de arrastar para fora de uma loja um filho em lágrimas e raivoso por não ganhar determinado brinquedo? Incidentes como esses nada significam em relação às operações psicológicas da criança, a não ser confirmar que são normais.

Acessos de raiva, faniquitos e explosões tornam-se, com toda razão, um motivo para se preocupar quando a criança perde o controle. Você tem razão de se preocupar quando percebe que ela é um barril de pólvora em comparação com os colegas. Se ficar claro para um dos pais – em comentários que ouvem de parentes, vizinhos ou professores do filho, ou ainda na forma como outras crianças o evitam – que alguma coisa não anda bem, é preciso tomar providências.

Neste livro, ignorarei os acessos de raiva e os faniquitos dolorosos — mas normais — que toda criança tem, pois com o passar do tempo e o amadurecimento, eles simplesmente vão embora. Em vez disso, em cada um dos capítulos seguintes, vou me concentrar nas causas e no tratamento adequado desses ataques e explosões, que, com certeza, são prejudiciais para a felicidade e o sucesso da criança.

Creio que a causa básica do comportamento demasiado explosivo nas crianças (e, para ser franco, mesmo nos adultos, o que torna mais importante seu filho receber tratamento no início da vida) é aquilo a que me refiro como *ataques de fúria de roteiro mental*, ou itinerários mentais. As crianças explosivas tendem a fazer suposições sobre o que acontecerá no futuro próximo. Essas suposições – mapas ou roteiros para o futuro –, às vezes, são pequenos "filmes" do que elas pensam que acontecerá em seguida. Na mente delas, esses mapas elevam-se ao *status* de probabilidade 100% certos de que acontecerão. Quando o que a criança julga possível não acontece, o roteiro simplesmente se desintegra. Os pais que dizem que o filho se comporta como se o mundo tivesse acabado por pararem em uma farmácia — quando, para o menino, iam direto ao supermercado — não entendem em que medida o filho tinha razão. Quando o roteiro mental da criança não se mostra autêntico, o mundo dela *deixa* de existir durante alguns momentos. O faniquito dramático resultante mostra-nos como algumas crianças se sentem arrasadas diante de qualquer coisa inesperada. Falarei mais sobre isso no Capítulo 2.

Há também a questão comportamento desafiador *versus* comportamento explosivo. Constato que pais, professores e outros profissionais que trabalham com crianças fazem uma alarmante confusão em relação aos termos "criança desafiadora" e "criança explosiva". As características de personalidade dos dois grupos são inteiramente diferentes, e exigem tratamentos diferentes.

Segundo minha experiência, a maioria das crianças explosivas – as que distribuem socos no jardim de infância ou se jogam no chão em grandes ataques – tende a sofrer das "fúrias de roteiro" observadas acima. A verdade é que esse comportamento também pode ser causado por quaisquer das questões discutidas neste livro.

As crianças explosivas (também chamadas de "opositoras") não se mostram nervosas ou ansiosas em particular, nem incomodadas por mudanças ou acontecimentos inesperados, a não ser que isso as impeça de fazer alguma coisa pela qual anseiam muito, como qualquer um de nós, se pensarmos bem. Em vez disso, têm uma delicada sensibilidade ao problema do poder: quem o detém, quanto e como demonstrar que ninguém pode fazer-lhes coisa alguma. Desde muito cedo, não gostam que alguém as mande fazer qualquer coisa. Agem assim em uma tentativa de se mostrar iguais aos pais e a outros adultos com relação a poder e influência.

Outra causa básica de comportamento explosivo tem e não tem, ao mesmo tempo, tudo a ver com psicologia. No Capítulo 3 esforço-me para discutir o papel desempenhado pelas alergias no comportamento da criança explosiva, em especial no grupo de idade em que me concentro neste livro – de três a dez anos. O fato de raras vezes pensarmos nessas sensibilidades com relação ao comportamento mostra como nos tornamos míopes. Pais e profissionais, na mesma medida, podem-se lançar em complexos programas para modificação de comportamento ou comprometer-se com o uso prolongado de medicamentos que estabilizam o humor, antes de ocorrer-lhes a simples ideia de que o que a criança come ou bebe talvez tenha impacto no comportamento dela. Devem-se descartar alergias e sensibilidades a alimentos se o verdadeiro desejo for tratar as causas, não os sintomas.

Há uma considerável dissensão, mesmo entre os alergologistas, sobre essa questão. Basta dizer que, com o passar dos anos, tomei aguda consciência de que muitas das crianças explosivas e irritáveis encaminhadas ao meu consultório para tratamento comportamental têm bolsas sob os olhos, orelhas ou bochechas rubras, constante corrimento no nariz, histórico de infecções no ouvido ou de jogarem-se nas paredes após consumir determinados aditivos alimentares. Também sei de crianças que foram diagnosticadas como casos de grave transtorno bipolar e tiveram os sintomas muitíssimo reduzidos após o tratamento de alergias ou sensibilidades a alimentos.

* * *

Não devemos ignorar outros problemas de igual importância relacionados ao comportamento explosivo. Por exemplo, duas das causas são transtorno de ansiedade generalizada e depressão. As crianças ansiosas ou deprimidas não são versões em miniatura de adultos ansiosos ou deprimidos. Elas agem de forma diferente. De fato, o comportamento maluquinho e explosivo pode ser um dos muitos sintomas que nos alertam para as questões de ansiedade e depressão subjacentes.

Há ainda o problema do transtorno bipolar infantil, discutido em poucas palavras no Capítulo 8. As crianças com esse transtorno — ou distúrbio, como chamam alguns — às vezes demonstram notória instabilidade e imprevisibilidade. Permanece, contudo, grande discordância sobre se se deve usar essa diagnose com as mais jovens. Parte do desacordo gira em torno da ausência de períodos observáveis de comportamento maníaco, tido por alguns teóricos como um dos sintomas necessários para fazer esse diagnóstico. Outros afirmam que o comportamento nervoso, agitado e explosivo constitui a principal causa do transtorno bipolar infantil, uma antecipação do que virá. Trata-se de difícil diagnose, pois o distúrbio parece desenrolar-se com o tempo. Os sintomas surgem aos poucos, até tornar-se óbvio, por fim, que se fez o diagnóstico correto. No caminho até aí, quase sempre se diagnosticam as crianças bipolares, de forma errada, como deprimidas ou com transtorno do déficit de atenção e hiperatividade (TDAH), ou transtorno desafiador opositivo. Nenhum médico dispõe de bola de cristal, mas acho que hoje muitos diagnosticam o transtorno bipolar muito precocemente, e usam medicamentos para tratá-lo antes de examinar outras causas.

O que dizer da relação entre o transtorno do déficit de atenção e hiperatividade e o comportamento explosivo? As crianças com TDAH, embora muitíssimo criativas e imaginativas, podem perturbar uma classe inteira, e a impulsividade e a incapacidade de prever as consequências do que fazem muitas vezes levam a explosões e alterações com os adultos.

Existem indícios crescentes de que distúrbios do sono e problemas de respiração durante o sono podem resultar em comportamento explosivo. As crianças, nesse caso, muitas vezes recebem diagnósticos errados, como tendo dificuldades psicológicas.

Às vezes, a simples remoção das amígdalas e/ou adenoides faz toda a diferença no comportamento. A maturidade também desempenha um papel no comportamento explosivo. É um erro acreditar que o desenvolvimento intelectual e emocional da criança ocorre no mesmo ritmo. Mas quantas vezes você ouviu um adulto dizer sobre uma criança: "É tão inteligente! Não sabe que não deve agir assim?". As crianças emocionalmente imaturas explodem por motivos não relacionados à hostilidade e que pouco têm que ver com roteiros ou itinerários mentais. O tratamento precisa girar, de forma maciça, em torno do aprendizado de talentos sociais, em uma medida bastante diferente das necessidades de outras crianças explosivas.

As crianças com expressivo atraso de linguagem, um tipo diferente de problema no desenvolvimento infantil, frustram-se facilmente com a incapacidade de comunicar-se. Muitas vezes são resmungonas no início da vida e explosivas quando as pessoas não compreendem o que tentam comunicar. Também sabe-se que apresentam comportamento mais problemático que as crianças que não têm problema de linguagem.

As que sofrem de dificuldades de aprendizagem e questões de processamento sensorial às vezes sentem uma imensa frustração por não poderem cumprir as tarefas escolares com visível facilidade. Muitas vezes julgadas explosivas, opositoras ou desafiadoras quando se recusam a participar nas atividades da classe, estão apenas tentando proteger a própria dignidade, não expondo em público as fraquezas acadêmicas.

Às vezes é mais importante preocupar-se com o que o mundo fez a uma criança explosiva que com o que ela fez ao mundo. As explosões podem relacionar-se a intimidações na escola, instabilidade familiar, práticas negativas dos pais, entre outras coisas. Nenhum de nós deve surpreender-se pela maneira de agir da criança quando perdeu o senso de segurança, quando as frustrações de um mundo inseguro se tornam demais para ela tolerar.

Por que perguntar por quê?

Existem fortes indícios, nos quais fazemos grandes apostas, de que precisamos descobrir e tratar as causas do comportamento explosivo nos primeiros anos de vida da criança, para prevenir problemas de toda uma existência. Um dos estudos de indivíduos acompanhados do nascimento até por volta dos quarenta anos constatou que a vida dos meninos mal-humorados, em comparação com os colegas mais moderados, foi marcada por níveis mais baixos de sucesso no trabalho e de satisfação com a carreira, patentes militares inferiores e maiores índices de desemprego. As meninas mal-humoradas tendem a casar-se com homens menos bem-sucedidos e acabam por se tornar mulheres e mães mal-humoradas.

Em vista de como variam as causas do comportamento explosivo na infância, jamais devemos ceder à tentação de pensar nas explosões de uma criança em termos simples. Neste livro, pesquiso a fundo a vida das crianças para descobrir o que não se vê com facilidade — as causas das explosões —, em uma tentativa de livrá-las de uma espiral descendente. A boa nova é que, depois de os pais descobrirem os fatores que afetam o comportamento do filho, as soluções muitas vezes são bastante diretas. Isso se tornará claro quando eu dissecar as muitas formas e causas de explosão, como fiz antes com Steven e Henry. Dizem que os esquimós têm muitas palavras para conceituar "neve", como os irlandeses as têm para o "verde". Devemos criar o mesmo estado de espírito para entender de fato o significado da palavra "explosão".

As pessoas com frequência me perguntam por que tanto me fascinam as crianças explosivas. Se eu fizer uma avaliação de minha carreira, percebo que elas foram as que mais me intrigaram. Como os pais de quem falei antes, quero saber *por quê*. Se os quase trinta anos de trabalho com crianças me ensinaram alguma coisa, é que jamais há uma explicação simples para o motivo de elas explodirem. As causas disso, na maioria ocultas, apresentam excepcional variedade e vêm de todo o mapa médico e psicológico. Mas vivemos em uma sociedade que muitas vezes vê essas crianças em termos simples e não reconhece a complexidade de suas lutas.

Nenhuma criança deve ser estigmatizada e rejeitada, em particular pelas causas ocultas de comportamento explosivo que examinaremos. Você aprenderá rápido que as forças por trás das explosões de uma criança são tão poderosas que serão necessários seu apoio e sua intuição para ajudá-la a adquirir controle. Além disso, logo terá uma opinião muito mais simpática sobre o que acontece com uma criança assim.

Nenhum pai deseja medir a própria felicidade ou a da família pelo tempo ocorrido desde a última explosão. Tampouco o filho, tenha ele dez ou oito anos de idade ou até mais. Este, como a maioria das crianças, anseia por receber elogios e ser aceito. As que têm enormes explosões de raiva não gostam de como se sentem após a erupção. Acabam encrencadas em casa e na escola, e os colegas passam a evitá-las. Não há motivo mais forte que esse para você iniciar a busca das causas ocultas das explosões de seu filho.

2

MUDANÇAS E TRANSIÇÕES ME FAZEM EXPLODIR

Se você deseja mesmo entender as grandes explosões – aquelas que deixam uma cratera onde antes ficava a sala de visitas – tem de aceitar a ideia dos roteiros. Roteiros? Todos seguimos um. É a imagem mental privada do que julgamos que acontecerá, como um filme que mostra passo a passo como será o dia. Meu roteiro de uma típica manhã me diz que saio de casa por volta das 7h20min e sigo de carro pela rodovia 17 rumo ao consultório. Paro em determinada loja para pegar o jornal e alguma coisa para beber. Depois, dirijo até o consultório, entro, rego as plantas, ouço os recados na secretária eletrônica e preparo-me para o primeiro paciente.

Tenho cumprido essa rotina muitas vezes, e em geral tudo sai como esperado. Fico irritado se a loja não tem meu refrigerante dietético ou o jornal que estou acostumado a ler, pois não gosto de ter de me contentar com outras marcas. Mas não me preocupo, ao contrário do cara que vi aos berros com o atendente: "*Sempre* compro meu jornal aqui! Você tem de tê-lo *todo* dia. Como pode ficar *sem?*".

Embora sem dúvida espere fazer o resto do caminho até o consultório sem incidente ou surpresa, se um pneu furar, encontrarei um lugar para encostar e trocá-lo. Resmungo algumas palavras enquanto o faço, mas quando chego ao trabalho estou ótimo. Minha tarefa, como a vejo, é lidar com interferências nas expectativas pessoais de forma saudável e eficiente.

Isso toca um aspecto importante dos roteiros mentais – a rigidez. O meu itinerário é mais ou menos folgado, com apenas alguns detalhes e expectativas incluídos. Algumas pessoas, porém, têm roteiros muito rígidos e entupidos de detalhes. A necessidade de saberem o que acontecerá é muito forte, porque não saber cria ansiedade, o que as motiva a fazer previsões que, por sua vez, entram no roteiro levando-as a sentirem-se seguras. Dão extrema importância a essas previsões, e convencem-se de que o que querem ou pensam que acontecerá é a única coisa que acontecerá de verdade. O fato de a loja não ter o jornal ou a bebida preferidos talvez repercuta de forma negativa durante toda a manhã. Um pneu furado às vezes arrasa o dia todo.

Essas pessoas podem revelar-se do mesmo modo rígidas e inflexíveis quando lhes pedem para fazer alguma coisa inesperada ou diferente do que planejaram. Se você duvida disso, pegue os recados em meu consultório para alguns dias: "Não, não posso trazê-lo terça à noite porque é quando passa o meu programa de TV favorito. Não posso perder meu programa favorito".

Os roteiros também têm outro objetivo. Para começar, ajudam-nos a continuarmos felizes, mantendo no pensamento consciente as coisas mais agradáveis que acontecem e excluindo as possibilidades mais incômodas. Isso é muito importante, pois nos dá a ilusão de segurança. Quando se pensa a respeito, em termos filosóficos, como pode qualquer um de nós deixar a segurança do lar e arriscar-se em um mundo no qual sabemos que acontecem coisas ruins? Como lamentam Dorothy e seus companheiros em *O Mágico de Oz:* "Leões, tigres e ursos! Oh, meu Deus!".

O Grande Quarto Branco

Em vista de tudo isso, permita-me declarar uma opinião sobre por que as crianças com roteiro explodem: elas precisam sentir-se seguras, e uma das maneiras de conseguirem isso é gerando previsões sobre o futuro. Quando essas previsões não se concretizam, temos uma situação madura para um acesso de raiva de roteiro, o ponto em que as previsões da criança se chocam com uma realidade muito diferente de suas expectativas.

Que efeito isso deve ter em uma criança quando as previsões saem completamente erradas? A maioria não pode explicar o que lhes causa, em termos psicológicos, a perda da previsibilidade. Uma mãe que conheci me ensinou uma lição importante sobre isso, apresentando-me o conceito do "Grande Quarto Branco".

É a mãe de um menino que eu orientava. Ligou-me em uma sexta-feira, dizendo que tinha uma emergência e precisava conversar. Quando nos sentamos, pedi-lhe que me contasse o que se passava. A senhora respondeu que aconteceram várias coisas naquela manhã. O marido, com quem se casara quinze anos antes, voltou para casa mais cedo que de hábito, o que a fizera temer pela perda de emprego. Não se tratava disso. Ele disse que voltara porque desejava dizer-lhe várias coisas. Primeiro, que não se sentia feliz com o casamento e ia embora. Segundo, que não apenas ia embora, mas o faria naquele fim de semana. Terceiro, não apenas ia partir no fim de semana, mas ia morar com outra mulher. Quarto, não apenas ia morar com outra mulher, mas esta engravidara dele. Por fim, não apenas engravidara, mas ia ter o filho dentro de dois meses.

Fiz-lhe a pergunta que todo psicólogo faz em tais situações, que em retrospecto parece estúpida e óbvia:

– Como se sente?

– Estou no Grande Quarto Branco – ela respondeu, balançando a cabeça em descrença.

Contou-me, em seguida, que seu mundo desabara, desaparecera, e ela ficara parada sozinha em um espaço que tinha um piso de reluzente linóleo branco que se estendia ao infinito de todos os lados. Não havia teto nem paredes visíveis, só o chão infinito. Nem móveis. Nem gente. Tudo que antes, naquele dia, constituía o mundo dela se fora. Acrescentou que era o sentimento mais assustador imaginável, e que se sentia congelada de medo de que qualquer passo, em qualquer direção, a fizesse perder a cabeça.

Quero que você pense no que o desabamento das expectativas e previsões confortantes do futuro fez a essa inteligentíssima mãe de três filhos, como sacudiu o seu senso de segurança, e de forma compreensível. Algumas crianças, as que têm problemas de roteiro, parecem sentir-se transportadas para o Grande Quarto Branco até mesmo pela mínima perturbação da vida. As emoções arrasadoras que ocorrem no momento de uma frustração no roteiro são demasiadas para elas segurarem. Por isso explodem.

Um menino com quem trabalhei, e cuja família o chamava de "Tyler 2", para distingui-lo do "Tyler Pai", explicou-me por que tinha acessos de raiva com fatos aparentemente pequenos – como o da mãe parar em uma loja em que ele não esperava que ela parasse: "Surpresas desse tipo, embora pequenas, como são aleatórias, na verdade parecem grandes".

A crença que ele tinha no roteiro mental era tão grande que mesmo um pequeno desvio parecia uma coisa "aleatória" e "grande" – e, desnecessário dizer, negativa. Momentos assim faziam-no pegar fogo e explodir.

Lee é um garoto do jardim de infância que se pode descrever, em geral, como feliz até ver-se diante de alguma coisa que não previu. Vivenciava feliz a primeira semana de escola porque o melhor amigo o esperava na entrada principal toda manhã. Embora a mãe gostasse de o primeiro ano escolar ter um começo tão bom, também se inquietava por saber que o filho era uma explosão iminente (descrição dela, não minha). Tentou dizer a ele que o amigo talvez não pudesse esperá-lo toda manhã, porém ele insistiu em declará-la errada. "Não, mãe! Você não sabe nada! Cale a boca!".

O fato de ela dizer essas coisas mexeu com o roteiro da criança e fez subir o nível de ansiedade dela, lembrando-nos que a ansiedade é o alçapão para a raiva: o menino tendia a descontar tudo na mãe quando ficava ansioso ou insatisfeito. Então, um dia, o amigo não apareceu. Combustão espontânea! Acesso de raiva ali mesmo, no carro! Com chutes e berros, atacando tudo à sua frente, a mãe inclusive, Lee ficou, segundo ela, absolutamente inconsolável a manhã toda e sem condições de ir à escola.

Por que algumas crianças explodem e outras não

Para ir um pouco mais fundo, por que algumas crianças, como Lee, explodem e outras não? Todas apresentam um roteiro, ou itinerário mental, mas nem todas têm ataques de fúria quando as previsões não se realizam.

Há muitos motivos para acreditar que o modo como reagimos ao mundo talvez já venha impresso no cérebro, como uma fiação, quando nascemos. Em uma experiência, os bebês com maiores níveis de atividade elétrica no hemisfério direito ficavam inibidos e recolhidos quando diante de uma situação que jamais haviam encontrado antes. Os que tinham o esquema oposto mostravam-se menos assim. De forma interessante, as crianças inibidas que se tornavam menos tímidas com o passar do tempo tendiam a apresentar mudança nas ondas cerebrais para o hemisfério esquerdo.

Os neurocientistas também estudaram outras áreas do cérebro em uma pesquisa em busca de pistas sobre nosso comportamento. De particular interesse são as amígdalas, o feixe de neurônios em forma de amêndoa na base do cérebro que dispara fortes reações a situações novas ou inesperadas, inundando as partes superiores, "pensantes", com sinais para lutar, fugir ou imobilizar-se. Denomina-se inibição comportamental (IC) a tendência de bebês e crianças sentirem fortes emoções e não se sairem bem diante de uma nova situação. Essa tendência foi extensamente estudada pelo psicólogo de desenvolvimento infantil Jerome Kagan, de Harvard, e por seus colegas.

Quando diante de situações ou pessoas desconhecidas, ou mudanças inesperadas, as crianças de alto IC têm explosões emocionais ou se tornam medrosas e inibidas. As crianças identificadas com alto IC às vezes mantêm essas características até a adolescência, e tornam-se jovens que não lidam bem com mudanças ou fatos inesperados.

Também existem indícios de que nossa "fiação cerebral" interage com a forma como somos criados. Nathan Fox, professor de desenvolvimento humano da Universidade de Maryland, e alguns colegas indicaram, em um estudo de práticas paternas, que o estilo de imposição de limites pelos pais na verdade tende a reduzir a IC nos bebês temperamentais quando chegam aos três anos. Isso deve ser de particular interesse para os pais de crianças que apresentam reações dramáticas e negativas a fatos novos ou inesperados, enquanto muitos pais se perguntam se mais controle sufocará o desenvolvimento dos filhos de algum modo.

Nosso indício mais forte sobre o motivo de as crianças sensíveis a mudanças no roteiro mental explodirem encontra-se em um grupo acompanhado por Kagan e colegas em estudo do temperamento infantil a longo prazo. As taxas de transtorno fóbico-ansioso – reações bastante emocionais a fatos inesperados ou surpresas – eram muito mais altas nas crianças desinibidas que nas inibidas. Em suma, as explosivas tendem a exibir uma personalidade diferente das desafiadoras/opositoras, tendo a tensão como o componente principal.

É de profunda importância a compreensão dessas diferenças entre crianças explosivas e opositoras. É totalmente errada a tendência atual de rotular como "opositoras" ou "desafiadoras" as crianças tensas, rígidas ou que se frustram com facilidade e explodem diante de fatos inesperados ou de pedidos dos pais ou professores. Os indícios apontam, ao contrário, a possibilidade de essas crianças reagirem de forma exagerada, ou resistirem, porque as estruturas inferiores do cérebro reagem de forma automática aos acontecimentos inesperados, enviando intensos sinais de perigo às partes superiores do cérebro, não porque tentam desafiar a autoridade.

Essa intensa reação cerebral leva muito mais tempo para ser descrita que para de fato ocorrer. Voltemos a Tyler 2, que não conseguia lidar com o fato de a mãe fazer uma parada inesperada em uma loja. Quando o roteiro mental de uma criança rígida e muitíssimo sensível não sai como esperado, o córtex sensorial do cérebro imediatamente aumenta o estado de alerta, e ela passa a sentir-se bastante ansiosa. *A mãe de Tyler 2 entra de repente em um estacionamento, dizendo a todos no carro que acabou de lembrar que precisa parar no hortifrúti para pegar alguns vegetais.* A mudança nos planos é assustadora para uma criança inclinada a explosões, pela crença dela em saber o que acontecerá em seguida. *A mente de Tyler 2 dispara. Isso não constava dos planos!*

A respiração do menino torna-se rasa e rápida, os batimentos cardíacos aumentam, junto com a pressão sanguínea e o tônus muscular. A amígdala começa a enviar sinais à área pré-frontal do cérebro, logo acima. Pânico! *"Mãe, o que você faz aqui?"* Coagulantes despejam-se na corrente sanguínea, um dos mecanismos de proteção da Mãe Natureza para reduzir a hemorragia em caso de nos cortarmos em uma luta de vida ou morte. As glândulas adrenais passam a bombear epinefrina quando o sistema nervoso simpático ganha força. *"Mãe! Droga, mãe, o que você faz aqui?"* Quando o mecanismo de lutar ou fugir entra em pleno modo operacional, desencadeia-se todo o inferno. *"MÃE!"*

Mesmo a menor criança, no meio de um faniquito, ganha enorme força e torna-se quase impossível de controlar tão logo começa a dar chutes e a agitar os braços. Elas gritam como se a vida dependesse disso quando se tenta segurá-las para acalmá-las ou impedi-las de destruir a casa. Corpo e mente recebem tão grande bombeamento de produtos químicos e hormônios que isso as deixa travadas e prontas para deitar e rolar.

Seria inteiramente apropriado deitar e rolar, lutar ou fugir, se elas de fato sofressem um ataque desses que ameaçam a vida. Pensem no seguinte: este é um dos métodos básicos da natureza para ajudar a assegurar a sobrevivência da espécie. Há trinta mil anos, quando os seres humanos andavam pelas savanas, se o cérebro deles se mantivesse calmo e plácido em vez de entrar em modo de emergência quando dobravam uma esquina e davam de cara com um tigre dente-de-sabre, podiam ficar tentados a fazê-los de animais de estimação! Nada de bom haveria pressagiado para a produção de rebentos e a sobrevivência daquele tipo particular de árvore ancestral. Mas isso mostra como agem as crianças com roteiros preestabelecidos. O comportamento passa de normal em um momento para o grande drama ou modo de luta no seguinte, como se alguém houvesse ligado um botão. Com tudo isso em mente, permita-me sugerir que abandonemos as descrições negativas como "opositora" e "desafiadora" quando nos referimos a crianças tensas e com comportamento inibido que explodem. Esses termos não retratam o quadro verdadeiro pelo que elas passam nem nos apontam a direção certa de como tratá-las. Embora provavelmente não abandonemos esses termos, por serem tão descritivos do comportamento observável de uma criança, devemos no mínimo usá-las com muito mais cuidado e consideração. Afinal, falamos de crianças.

Acessos furiosos de transição

A esta altura você entende que as explosões de roteiro são fortes reações emocionais a quase todo fato ou mudança não previstos por uma criança, como o cancelamento do desenho animado favorito na manhã de sábado ou servirem-lhe sorvete de morango quando ela esperava chocolate. Mas devemos ir apenas um pouco mais fundo nas explosões para ser mais específicos sobre as causas. Em termos particulares, também precisamos falar de transições.

Se você tem um filho que explode, na certa já sabe que as horas de transição podem ser especificamente difíceis para ele. Vejamos dois tipos de transição que fazem as crianças explodir: as simples e as ABX.

A expressão "transições simples" não quer dizer que sejam fáceis para a criança realizar. A vida das crianças, como a dos adultos, está cheia de acontecimentos em duas etapas, nas quais elas têm de parar a atividade A e passar a fazer a B. Trata-se de transições simples. Algumas crianças fazem isso com facilidade, outras não. Para elas, é mais ou menos assim: Você diz: "Por favor, desligue o *video game* e venha jantar". Reação do filho: Ignição! Explosão!

Como todas as crianças, tão logo um menino inclinado à explosão se decide por uma atividade e fica feliz com o que faz, ele detesta abandoná-la. Repare nessa ideia de "abandonar". Para algumas crianças, um pedido para que façam uma simples transição equivale ao mesmo que lhes pedir para abandonar uma coisa que as manteria satisfeitas. Por isso reagem ao pedido como você reagiria a um pedido para parar o que vem fazendo e saltar em um buraco escuro, sem ideia do que há no fundo, ou mesmo se há um fundo.

A transição ABX ocorre quando, por exemplo, no carro, a criança prevê que você vai do ponto A ao B (digamos, da loja de ferragens à farmácia), mas você para no ponto X (digamos, o hortifrúti). Ou no *shopping*, quando ela pensa que você deve deixar a loja A e dirigir-se à loja B, apenas para vê-la desviar até a loja X. A maioria das crianças se adapta bem a uma parada inesperada como essa, talvez apenas com resmungos. "Por que tem de parar aqui?" Outras não tão bem.

Um menino com o qual trabalhei certa vez era tão sensível a transições ABX que precisava anotar o itinerário antes de acompanhar confortavelmente a mãe nas tarefas diárias dela. A senhora (solteira e sem ninguém com quem deixá-lo) detestava isso, porque tinha de reservar tempo para organizar na mente a ordem exata dos lugares em que precisava passar. As viagens com ele sempre terminavam em discussão. "Mãe, você me *prometeu* que iríamos primeiro ao supermercado, depois à loja de departamentos e depois à farmácia. Não disse que íamos à lavanderia antes da farmácia. Disse que íamos *depois* da farmácia." Ficava tão excitado que se tornava incapaz de aceitar qualquer resposta-padrão, como "Era mais conveniente assim". Gritava: "Mas você *prometeu*", e punha-se a chutar o encosto do banco da mãe, que dirigia. A certa altura, à medida que aumentava a frustração por ver-se diante de uma situação em que o roteiro e a realidade não mais se encaixavam, começava a arrancar os cabelos. "Você mentiu pra mim, mãe. É uma mentirosa!"

A restauração da paz em três etapas

Você pode empregar um processo em três etapas para lidar com explosões e faniquitos devidos a transições de roteiro mental se ficar claro que essas são as causas do comportamento explosivo de seu filho. Quando usadas do modo certo, as técnicas que vamos discutir exercem rápido impacto positivo sobre a criança. São fáceis de seguir porque se baseiam no bom senso. A primeira etapa é o esclarecimento. Você deve perguntar-se o que acha que devem fazer os adultos quando diante de uma criança em absoluto descontrole. A segunda envolve o aprendizado de um conjunto de técnicas que farão a criança pensar em como se comporta e o efeito que isso tem nas pessoas, uma coisa importantíssima para as crianças que explodem vezes sem conta. A terceira etapa envolve o uso dessas técnicas para ensinar o filho a atravessar as típicas situações que causam explosões.

É muito importante manter a idade em primeiro plano quando se pensa nas explosões e faniquitos de transição do tipo roteiro mental. O motivo é que não se pode falar com uma criança de três a quatro anos como se faz com uma de quatro e meio a cinco. Você terá de adaptar estratégias e expectativas de acordo com a faixa etária.

Etapa 1: Esclarecer a filosofia dos pais

Como pai, você tem direito de saber minha opinião antes de adotar qualquer um dos meus métodos. Minha filosofia é que é obrigação dos pais ensinarem o filho a agir, independentemente de ele desejar agir em determinado momento. Isso não quer dizer que desejo afastar o livre-arbítrio nem reduzir o espírito da criança

– adoro crianças felizes, inventivas e independentes, e faço o melhor possível para treinar pais e filhos nessa opinião. Contudo, ser feliz, inventivo e independente não exclui a possibilidade de agir de forma educada quando algo não sai como queremos.

Todos que amam e educam crianças sabem por intuição que uma mente jovem às vezes pode ser um aparelho defeituoso quando se trata de decidir como agir. Dizer isso não é mostrar-lhes desrespeito. Trata-se apenas de declarar um fato fundamental à necessidade que crianças sentem de orientação e retorno dos adultos. Sabemos, por estudar o desenvolvimento infantil, por exemplo, que quando as crianças avançam em idade se tornam mais capazes de realizar o que se chama de "pensamento probabilístico". O que isso significa no mundo real – não será grande surpresa para quem criou um filho – é que, quanto mais velhos ficamos, melhores nos tornamos na previsão do resultado de nosso próprio comportamento.

Peço aos pais que pensem em vários pontos quando se trata de esclarecer como desejam reagir às explosões de um filho.

- Jamais suponha que a criança é apenas um malcriado porque parece explodir sem motivo algum. Isso relega a criança à posição de ser humano prejudicado, opinião intolerável quando se olha qualquer criança. Lembre-se: nenhuma delas explode por nada ou por tudo. Algumas situações e fatos as disparam. A determinação do que causa isso sempre nos dirá que estratégia empregar.

- Jamais suponha que sabe por que seu filho ficou tão bravo. Deve-se olhá-lo, observá-lo e pensar a fundo em padrões no comportamento dele para descobrir o que o faz explodir. Certo, será difícil uma criança com menos de quatro anos dar-lhe qualquer informação útil, e as típicas crianças de até seis anos fornecem apenas fragmentos de uma situação tendenciosa em relação aos próprios pontos de vista. Contudo, ouvir é a única forma de ler a mente das crianças de fato.

• Constitui imperativo absoluto você dar o melhor de si para não reagir emocionalmente aos ataques de fúria da criança e tornar-se emocional também. Berrar e gritar com uma criança em meio a um desses acessos de raiva assemelha-se a tentar apagar um incêndio utilizando gasolina, e o fará sentir-se em um frenesi de insegurança. Acalme-se para discutir o fato de que tal comportamento é inaceitável.

• Você não tem a menor obrigação de ficar perto e assistir ao seu filho ter um ataque de raiva e virar móveis, pisotear brinquedos ou bater nos outros. É provável que o fato de o pai não fazer nada reforce o comportamento violento e torne isso mais frequente. Use o mínimo de influência ou poder necessários para interromper um episódio de conduta explosiva. Se conversa funciona, converse. Do mesmo modo, se transferir a criança para outra área funciona, mude. Contudo, se chegar a um ponto em que não há outro meio de impedi-la de fazer mal a si mesma ou aos outros, você com certeza pode usar delicada força. Falaremos mais a respeito adiante, neste Capítulo.

Etapa 2: Aplicação do programa "gente grande"

A segunda etapa envolve o aprendizado de técnicas destinadas a fazer a criança pensar no próprio comportamento, e no que deve fazer, em vez de explodir quando ocorre um fato inesperado.

Falemos primeiro das crianças na faixa dos três a seis anos. Se formos inteligentes, aprenderemos a ver o mundo pelos olhos deles. A partir de cerca de três anos, as mais poderosas fantasias da criança giram em torno de ser "grande" e de não ser julgada "pequena" pelos outros. Gosto de saber como eles de fato se veem, por isso sempre pergunto aos mais novos que vejo no consultório: "Você é gente grande ou pequeno?". Os poucos que respondem ser "pequenos" muitas vezes descrevem o tamanho físico. Em geral pensam em si mesmos como "gente grande", embora sejam fisicamente pequenos. Certo, algumas crianças pensam em si mesmas como "pequenas". Muitas vezes descubro que estas têm mais dificuldade para controlar-se do que as que se julgam "gente grande", e um dos primeiros passos no trabalho com elas é fazer que queiram ser "gente grande".

Um exemplo de criança pequena que se julgava grande e poderosa era uma angelical menininha de três anos cuja mãe a descrevia como uma "máquina de faniquitos". Perguntei-lhe se era gente grande ou pequena. Parada junto à escrivaninha, com uns minúsculos tênis, meia-calça, saia de veludo e suéter, abriu os braços, palmas para cima, e olhou-se. Por fim, voltou a me encarar com uma expressão intrigada, como se eu fosse o maior idiota do planeta. "Sou gente grande", respondeu.

Vários dias depois, fiz a mesma pergunta a um menino um pouco mais velho. Ele também parou e posou para mim, erguendo-se em toda a altura. Embora sua capacidade de expressão não fosse igual à da menina, como acontece muitas vezes com os garotos no início do desenvolvimento, a resposta ainda assim foi interessante. "Minha cabeça fica bem erguida", disse, indicando que se julgava uma força a ser levada em consideração. Respondi: "Ei, você é tão alto que os pés chegam até o chão", ao que ele sorriu com orgulho.

Peço aos pais, quando respondem sobre comportamento, que aproveitem a maneira como as crianças pensam dividindo o mundo dos mais jovens em duas dimensões: grande *versus* pequeno. Na verdade, muitos deles já usam esse retorno quando dizem coisas como: "Quero que você aja como gente grande". Quando usam o programa de gente grande, eles rotulam tudo que é bom, tudo o que vale a pena ter e fazer, como "gente grande". Por exemplo, descrevem o comportamento adequado à idade como comportamento de "gente grande": "Na verdade me agrada a maneira como você vem agindo. Está sendo gente grande agora." Ou: "Veja como você age como gente grande. Entrou na área de gente grande!".

Todas as ameaças tornam-se "grandes ameaças", e não é preciso dizer que a única maneira de acessar as coisas grandes na vida é agindo como gente grande. Os pirulitos são "pirulitos de gente grande", as batatinhas fritas, "batatinhas fritas de gente grande", os bolinhos se destinam "apenas a gente grande", e assim por diante. O mesmo se estende aos brinquedos e a outras atividades divertidas.

Não sou imune ao fato de que, quando usamos a palavra "gente grande", o que, óbvio, equivale a bom, positivo e desejável, a palavra "pequeno" também está em jogo, e assume valor negativo. Pode-se examinar isso de muitas formas, pois se trata de uma questão importante.

As crianças pequenas tendem a pensar em dicotomias. Tudo é bom ou ruim, grande ou pequeno, gostoso ou nojento, com pouca coisa no meio. Grande *versus* pequeno torna tudo claro para elas. Até começarem a amadurecer, todos os tons de cinza entre os extremos se confundem na mente.

Alguns pais protestam contra o uso da palavra "pequeno" e adotam a posição de que dizer a uma criança que ela está agindo como "pequena" é uma forma de treinamento ou indução à culpa. Eu entendo essas preocupações.

Certa vez trabalhei com uma menina de cinco anos com exuberante alegria, que descobria prazer no mundo de um modo que todos nós podíamos aprender. Seus principais problemas consistiam em que ela era dada à distração na escola e sofria acidentes no banheiro continuamente. Ao que parece, a professora tratava-a com rudeza, embora a garota cursasse a terceira série primária* e fosse muito boa em matemática. O pai, também tratado com rudeza quando criança, explicou-me de olhos turvos que precisava descobrir os métodos mais positivos possíveis para ajudar a filha a superar esses problemas, pois ele e a esposa não queriam sufocar a personalidade da menina como lhe acontecera. Ela reagiu de forma maravilhosa e com muitas risadas quando eu lhe disse que nossa meta era fazê-la sentar o bumbum no vaso como faziam as meninas maiores, e que, se trabalhasse pra valer nisso, providenciaríamos muitos presentes de gente grande. Os pais valorizavam esse esforço e o sucesso com elogios, abraços, presentes e privilégios de gente grande, e ela fez tudo o que pedimos, sem jamais ouvir uma palavra punitiva.

Qualquer leitor sensível entenderá os problemas suscitados pelo pai do qual acabei de mencionar. Mas também encontrei outros que me disseram não considerar "certo" ou "justo" julgarem o comportamento dos filhos de nenhuma maneira. Lembro-me que fui repreendido por uma mãe que me disse pretender deixar o filho tornar-se quem quisesse, sem nenhuma interferência dos outros. Isso me fez imaginar se ela acreditava que as crianças apenas se desenvolvem com o tempo e ninguém deve fazer nada para estorvá-las, impedi-las, orientá-las ou influenciá-las. A posição dela lembrou-me Frederico

---

* O sistema de ensino americano utiliza a terminologia "série" equivalente ao antigo sistema de ensino brasileiro. No atual, a terceira série dos Estados Unidos equivale ao quarto ano do Brasil (N. T.).

II, o imperador do Sacro Império Romano, que desejava ver qual língua as crianças falariam se as deixassem desenvolver-se sozinhas, sem interferência e sem ouvir nenhuma língua dos responsáveis por elas. Jamais disseram uma palavra, e, ao que parece, a falta de atenção carinhosa e interativa impediu todas de conseguir sair da infância.

No fim, existem meios fáceis de moderar as preocupações com palavras e com a natureza da resposta dos pais. Primeiro, eu os instruo a manter a palavra "pequeno" de lado e usá-la apenas quando absolutamente necessário. Ajuda-se muito mais uma criança a modificar o comportamento explosivo estimulando-a para o sucesso que indicando os fracassos. Algumas das crianças mais novas que vejo ficam tão eufóricas por baterem as mãos nas minhas e receber como recompensa divertidos aviões de papel que mal podem esperar voltar para casa e fazer o necessário para permanecer na zona de gente grande.

Se você usa um termo como "pequeno" quando seu filho age de forma inaceitável, não reparando às ordens para voltar à zona de gente grande, tenha em mente que isso não se compara, nem de longe, a dizer-lhe que é um ser humano ruim. Em termos simples, é apenas um retorno pelo comportamento com o desejo de explicar julgamentos de adulto a crianças pequenas. Quando se faz direito – o que significa com calma e amor, humor delicado e sempre com a promessa de resultado positivo – isso deixa as crianças esperançosas de aprimoramento: "Olhe, estou vendo um comportamento de menino pequeno agora. Quero que você volte à zona de gente grande já, já, por favor, para continuar se divertindo e usando as coisas de gente grande!".

O JOGO DO CÉREBRO

O programa de gente grande tem uma segunda parte – o conceito do cérebro de gente grande e o da pequena. As crianças também o aceitam de imediato.

> É importante ouvir os pais que usaram as técnicas descritas neste capítulo. Uma mãe cujo filho tinha quatro anos e tendia a imensos acessos de raiva que interrompiam uma simples ida de carro à mercearia ou uma tentativa de sair para jantar tinha o seguinte a dizer sobre o emprego dos termos "grande" e "pequeno":
>
>> É um código "milagroso" para ele e para nós. Um termo positivo, que o ajuda a voltar aos trilhos. Faz parte da linguagem dele, que entende muito bem grande/pequeno. E esforça-se para ser grande. Além disso, no uso de grande/pequeno não há vergonha alguma. Muito simples: é um termo claro para todos nós. Ele sabe exatamente que comportamentos mudar e o que lhe pedimos.
>
> Eis o que outra mãe escreveu quando solicitada a avaliar esse tipo de tratamento. O filho veio ao meu consultório em apenas cinco sessões. Gastamos grande parte desse tempo treinando-a nas técnicas discutidas neste livro.
>
>> P. tinha seis anos e cursava o segunda série. Nós dois vivíamos brigando. Senti que ele não me escutou na primeira vez em que lhe pedi para fazer uma coisa. Também errei muito, perdi a paciência. Não gostei do caminho que tomávamos. Com toda franqueza, não me senti bem comigo mesma e com o modo como interagíamos. A expressão "gente grande" fez maravilhas! Como tenho dois filhos, trouxe-os para a mesma trilha. Usei-a na hora, e o comportamento deles logo mudou. Encontrei-me com você há seis meses, e essa expressão ainda funciona. Só tenho de pedir a eles que usem o cérebro grande. De todas as sugestões que você me fez para ajudar a orientar os meninos, esta funcionou de fato.

Eu digo às crianças e a seus pais: é melhor qualquer um que vem ao meu consultório ter senso de humor, pois haverá um pouco de provocação e um pouco de diversão enquanto tratamos de questões sérias. Por exemplo, as crianças adoram quando lhes falo da ideia medieval do homúnculo, uma minúscula pessoa dentro de cada um de nós que controla todos os atos. Uso-a para dizer-lhes que tudo tem um cérebro grande e um pequeno, e quando eles escutam o que o grande os manda fazer, dificilmente terão problema. Também indico que a criança vive tentando conseguir o controle, para tornar-se o "cérebro-chefe". Digo às crianças que o problema é que, quando a criança se torna o chefe, sempre as põe em encrenca. Algumas na faixa dos quatro anos compreendem tudo, e a maioria das de cinco entendem com muita facilidade.

Embora possam parecer diversões e jogos tolos, na verdade são parte fundamental do tratamento. O emprego de termos como "grande" e "pequeno" serve como retorno externo do modelo de tratamento. Esse retorno revela-se inútil se a criança não começa realmente a pensar em seu comportamento. Se não for assim, não ligará para o julgamento dos pais.

Aí entra o jogo cerebral, base para terapia cognitiva, a parte pensante do tratamento. Peço aos pais que o façam sempre com as crianças que explodem, pois isso as ajuda a resistir a ideias e sentimentos que, invariavelmente, colocam-nas em encrenca quando se zangam. Descobriu-se que as crianças que reagem com violência ou agressividade têm "roteiros" mentais que, por azar, conduzem seus passos até um mau resultado quando a situação as desagrada. Devemos fazer o possível para ensinar-lhes a mudar o que pensam para reagirem de forma mais adequada.

Quando faço o jogo cerebral com as crianças, digo-lhes que vou fingir ser parte do cérebro delas. Também digo que vou fazer a parte do menino pequeno ali, e elas, a do menino grande. Alerto que não podem deixar o cérebro do menino pequeno ser o chefe, pois isso sempre as colocará em encrenca. Será muito melhor dar um jeito de o grande continuar a ser o chefe.

Depois digo que vamos ter uma discussão cerebral. Como cérebro do menino pequeno, tentarei ser o chefe. Elas serão o cérebro do menino grande, e a tarefa é discutir comigo e não deixar a criança dominar. A seguir, transcrevo o tipo de diálogo que tenho com a criança quando fazemos o jogo cerebral;

Eu: Escute, nossa mãe acabou de nos mandar desligar o *video game* e ir jantar. Não queremos! Vamos ter um faniquito!
Criança: Não, se tivermos um faniquito vamos nos encrencar.
Eu: Estou pouco ligando. Vamos chutar alguma coisa!
Criança: Não, vamos agir como gente grande.
Eu: Eu não quero. Quero que a gente tenha um grande faniquito agora mesmo!
Criança:: Não! Vamos fazer o que a mamãe mandou.
Eu: Vamos dizer a ela que é uma mãe má por nos fazer parar de brincar.
Criança: Não, se fizermos isso, vamos nos encrencar. Eu não quero.
Eu: Queremos, sim.
Criança: Não! Vamos agir como gente grande!
Eu: Tudo bem, tudo bem, tudo bem, você venceu! Vamos bancar os grandes.

Tão logo vejo que a criança impôs o que queria e que de fato usou uma lógica clara, informo-a de que tomou uma boa decisão ao preferir agir como gente grande. Depois batemos as mãos uma na outra e vejo-a radiante de orgulho por ter sido tão esperta e nos mantido longe de encrencas.

Encorajo os pais a fazerem o jogo do cérebro com os filhos explosivos em toda oportunidade: ao dirigir o carro, sentar-se à mesa, dar um passeio, e assim por diante. Faça isso por apenas um minuto de cada vez, e termine com elogios à criança por deixar o garoto grande do cérebro ser o chefe. Talvez seja preciso um pouco de adulação para fazer a criança entrar no fluxo da discussão cerebral, pois ela pode não saber o que dizer a princípio. É de esperar. Basta dar-lhe algumas dicas sobre o que falar e providenciar para que se divirta.

Por que você deve usar uma técnica como o jogo cerebral? Embora possa ser tentador ter uma conversa séria com seu filho pequeno sobre como usar o papo interno consigo mesmo e controlar as ideias, é improvável que isso vá muito longe. É preciso fisgar as crianças mais jovens com o uso de simplicidade e diversão. Além disso, quando faz muitas vezes o jogo do cérebro com ele, você tem uma chance de ficar sabendo como seu filho de fato pensa. Pode então oferecer retornos, correções ou elogiar as tentativas de autocontrole.

Com o passar dos anos, muitas crianças me disseram que usam o jogo do cérebro para não se meterem em encrenca em casa ou na escola. Também é comum me pedirem para fazer o jogo do cérebro, pois duas coisas acontecem quando o fazemos: (1) elas se divertem, porque sou animado e tolo, e uso uma voz esquisita; e (2) elas mostram a maior e melhor parte do que pensam.

> A mãe de um menino de cinco anos me falou sobre o jogo do cérebro:
>
> Uma vez que começamos, foi divertido e uma forma sensacional de acalmar a raiva e tensão que sentíamos no início dos acessos de um "pequeno". Ele gosta mesmo, pois isso o ajuda a ver o que faz e lhe dá controle para mudar. Ajuda-o a ter um senso do que deseja fazer, em vez de apenas reagir.
>
> Outra mãe de um garoto da mesma idade, que se via na iminência de ser retirado do jardim de infância particular, escreveu:
>
> O jogo do cérebro era um dos favoritos dele. Fácil de entendermos. Também lhe dava a sensação de que apenas se divertia, mas na verdade aprendia.

Meu paciente Patrick, de cinco anos, deu uma virada interessante no jogo do cérebro. Contou-me que um amigo de escola, Ronnie, mandou que pusesse o dedo no bebedouro e apertasse o botão. Quando ele o fez, esguichou água na cara do outro e se ele encrencou com isso. Perguntei-lhe se essa era uma das vezes em que o cérebro do menino pequeno chegara a ser o chefe. Patrick respondeu que não; acontecera apenas de deixar Ronnie ser o chefe do seu cérebro, e por isso se metera em encrenca. O que nos levou a uma agradável rodada de interpretar papéis, na qual eu fingi ser outro menino que tentava chefiar o cérebro dele.

Eu: Vamos dizer àquele cara que ele fede feito um gambá.
Patrick: Não, não quero fazer esse papel.
Eu: Vamos, vai ser divertido. Ele não fará nada.
Patrick: Vai ficar triste. Não me agrada.
Eu: Nada disso. Ele achará graça.
Patrick: Eu já disse que não, não vou fazer isso.
Eu: Tá bom, tá bom, tá bom, você venceu.

As crianças também gostam de saber que os adultos lutam com impulsos internos, porque isso normaliza as lutas que travam. Se acham que são as únicas a lutar para controlar-se, começam a julgar-se de forma negativa. Saber que outros, mesmo adultos, lutam, faz com que se sintam mais otimistas com a perspectiva da vitória do menino grande no cérebro. Por exemplo, digo-lhes que, ao voltar de carro do trabalho para casa toda noite, tenho de passar por uma sorveteria. Quando o garoto pequeno em meu cérebro vê o letreiro, diz sempre: "Sorvete! Eu quero um soorveeteee!". Então acrescento que preciso ter uma discussão cerebral comigo mesmo. A criança grande no cérebro diz coisas como: "Você ainda não jantou. Não é saudável comer a sobremesa primeiro". Ou: "Você não precisa de um desses toda noite, porque tem de ficar de olho no peso. Só pode comer um de vez em quando".

ALÉM DA PRÉ-ESCOLA: O TRABALHO COM CRIANÇAS DE OITO A DEZ ANOS

É preciso ter cuidado com os termos usados quando falamos com uma criança que está cursando a terceira série ou outra acima. Muitos de oito anos ou mais talvez ainda reajam bem ao termo "gente grande", mas outros não. Alguns da terceira série ou acima e a maioria dos da quarta torcem o nariz à ideia de ser descritos pelos adultos como "gente grande", o que lhes parece muito coisa de bebê. Mas se conversamos com eles e oferecemos formas alternativas de agir, explicando as consequências claras e positivas de fazê-lo, talvez os achemos muito cooperativos e excitados com a solução dos problemas de comportamento.

Siga esta regra básica: se seu filho reage bem a qualificações como "gente grande" e "zona de gente grande", sinta-se à vontade para usá-las. Tão logo o termo "grande" perca a força, porém, como acabará perdendo, empregue outras palavras para falar de comportamento: "Eu realmente gostei do modo como você agiu hoje. Fez um grande trabalho". Ou: "Nada saiu muito bem hoje. Eu gostaria de vê-lo agir de forma diferente". Dê os detalhes específicos, sem falar demais nem pregar sermões.

Com os garotos de dez anos, em particular, é melhor falar muito direto sobre ataques de fúria e faniquitos. O teor da discussão deve ser que a criança exibe esse comportamento com muita frequência e que cabe a você, como adulto, ajudá-la a descobrir por que ela explode e como não fazê-lo. Deve sempre dar à criança o benefício da dúvida, informando-lhe que percebe que ela não gosta de agir assim e se sente mal com isso. Também deve dizer-lhe que todos cometem esses erros, você inclusive. Diga-lhe que jamais deve desperdiçar um erro não aprendendo com ele.

Digo às crianças no consultório que não falamos de castigo desde que saibamos que elas levam a sério o processo de mudança. Em vez disso, conversamos sobre recompensas, e eu garanto que serão recompensadas por dar duro para controlar as explosões. Isso em geral as delicia, pois as crianças na faixa dos nove a dez anos sempre acham que são trazidas ao consultório do psicólogo para ser punidas ou porque alguém as julga más. Embora possam chegar para a primeira consulta de maneira apreensiva ou resistente, muitas vezes saem satisfeitas. Acho que é melhor apelar para a parte de uma criança explosiva que deseja corrigir-se do que esfregar-lhe na cara o fato de que explode.

Etapa 3: O uso da teoria da exposição
para impedir acessos de raiva do tipo roteiro

Para a maioria das crianças, o simples emprego da expressão "gente grande" ou uma ordem para fazerem o jogo do cérebro, quando vemos que vão ficar perturbadas ou explosivas diante de fatos ou transições inesperados, exercerá grande impacto no modo como agem. Se simples intervenções como essas resultam em uma acentuada melhora, nossa tarefa quase acabou. Mas para algumas crianças as explosões persistirão. Isso nos leva à terceira parte da ajuda às crianças que explodem por questões de roteiro e transição: ensinar-lhes a atravessar situações que geralmente as fazem explodir, expondo-as essas situações.

Primeiro, algumas palavras sobre a terapia da exposição. Trata-se da ideia de que uma pessoa pode superar o que a assusta ou aborrece pela exposição gradual e controlada a isso. É uma técnica de tratamento bem estabelecida. Joseph Wolpe, psiquiatra nascido na África do Sul cujo nome se associa em geral aos primórdios desse tratamento, chamado de dessensibilização, publicou um livro que marcou época sobre o método em 1958. Uma pesquisa da literatura a respeito apresentará centenas, se não milhares, de artigos sobre o assunto.

Não há consenso sobre o motivo de a terapia da exposição funcionar, mas o professor Rudi Raedt, da Universidade de Ghent, relata intrigantes indícios de que, em certo ponto em uma repetida exposição a qualquer coisa que se teme, o cérebro começa a eliminar os sinais que passam entre as amígdalas – a minúscula bola de neurônios, sede das emoções fortes e das reações ao medo – e o córtex pré-frontal, área do cérebro ligada ao pensamento e tomada de decisões. Essa mudança resulta em maior controle emocional. Uma descoberta tão formidável ajuda-nos a passar pelas várias terapias à base de conversas e modelos de tratamento relacionados a medicamentos para compreender como a terapia de exposição altera o funcionamento do cérebro das crianças explosivas de um modo que talvez lhes alivie permanentemente.

Um exemplo de exposição repetida

Trabalhei com um menino de nove anos chamado Adam, que sempre explodia e tentava controlar tudo. Alto e musculoso, relutava em olhar nos olhos das pessoas. A mãe descreveu-o como nervoso e contou que ele não tinha muitos amigos. A criança tendia a ficar sozinha e adorava *video game*s. Fiz com que ele falasse mostrando-lhe como construir os complicados aviões de papel já mencionados, que jogávamos pela sala enquanto conversávamos. Adam inclinava-se a explosões e faniquitos de transição do tipo roteiro, e tinha particular sensibilidade às transições ABX. Por exemplo, se saía de carro com a mãe achando que se dirigiam ao supermercado, mas ela parava em uma drogaria a caminho, isso o desmontava. Ele berrava, gritava, exigia saber por que tinham parado, e continuava perturbado, desagradável, em lágrimas e pronto para outras explosões dramáticas o resto do dia. Talvez se acalmasse por um breve instante se ela lhe comprasse um mimo, mas não era garantido. Às vezes jogava o presente no chão e continuava a choramingar amargamente.

A mãe me disse em particular que se achava à beira de um colapso nervoso devido à tensão de lidar com as explosões do menino. Acrescentou que pisava em ovos com ele o dia todo e temia que alguma coisa inesperada pelo filho acontecesse, porque o garoto explodiria. Também temia o tipo de homem que ele se tornaria se não mudasse esse comportamento. O irmão, de quase seis anos, dizia-lhe: "Eu sou mais velho que você".

O plano que tracei para tratar de Adam envolvia expor o garoto com frequência às próprias situações que não lhe agradavam – mudanças de plano repentinas, paradas inesperadas em lojas quando viajava com a mãe, mudanças no que ia comer no jantar, parar uma atividade e passar para outra coisa, e assim por diante. Eu sabia que em algum ponto o cérebro do garoto se acostumaria aos fatos desabituados se ele tivesse de lidar com eles muitas vezes, assim como sabia que a vida dele seria de grande tensão e infelicidade se jamais superasse a aversão ao inesperado.

A mãe preocupava-se com o fato de fazê-lo passar sempre por acontecimentos inesperados. A pergunta que me fez talvez reflita a maior preocupação do leitor:

– Devemos colocar nossos filhos em situações das quais eles obviamente não gostam?

Não se pode ser um pai passivo quando se tem uma criança ansiosa, controladora e explosiva como Adam. Era certo que ele ficaria na defensiva sobre o comportamento e faria todo o esforço para evitar lidar com isso. Também era certo que não havia probabilidade de o garoto ter boas lembranças da infância se continuasse como era. Às vezes ajudar uma criança a aprender formas mais adequadas de reagir ao mundo implica fazê-la passar por acontecimentos que certamente preferiria evitar, mas que seria muito melhor que os dominasse. Eis as suposições sobre a terapia de exposição que espero fazer você aceitar:

- Proteger crianças de um fato que causa explosões quase assegura que elas explodirão todas as vezes que encontrarem uma situação semelhante.

- Evitar a situação jamais permitirá às crianças resolverem o que as dispara de início.

- Evitar a situação engana as crianças, levando-as a acreditar que jamais terão de lidar com ela.

- O rápido afastamento da criança da situação após uma explosão (como levá-la para casa tão logo se descontrole com a possibilidade de ir a uma loja que não previa) deixa-a com a ilusão de que o comportamento explosivo é um alçapão de fuga que se pode usar para evitar situações que não lhe agradam. Isso acabará por aumentar a frequência dos estouros, em vez de reduzi-los. É muito melhor que a criança domine esses fatos inesperados tornando-se dessensibilizada em relação a eles.

- Ao ser superprotetor com crianças explosivas, você corre o risco de transformá-las em aleijados emocionais.

Outro motivo pelo qual pedi aos pais de Adam que pensassem em colocá-lo sob terapia de exposição, que com certeza o deixaria pouco à vontade no início, era ajudá-lo a sentir-se vitorioso na vida. Crianças tensas e irritadiças não gostam do modo como se comportam e desejam desesperadamente poder agir de outro jeito, embora se empenhem em afirmar que o mundo é que deve mudar, não elas. Outro menino de nove anos que conheço é um exemplo básico disso. Ele explodiu em público, e de forma bastante embaraçosa, quando um dos colegas de classe o cutucou e disse: "Eu desenho melhor que você, ná, ná, ná, ná". Depois de explodir, o menino sentiu-se tão envergonhado que se retirou para um canto distante do pátio, onde o ouviram gritar consigo mesmo: "Por que você vive? Você não merece estar aqui!". Crianças como esse menino e como Adam precisam de uma vitória sobre as ansiedades, as preocupações e os medos. Não será uma vitória fácil, mas é nossa obrigação imaginar métodos que as ajudem a superar os temores.

Existem várias formas de usar a terapia de exposição com crianças explosivas. A mais fácil e informal envolve sentar-se com o filho e dizer que você sabe como determinadas situações o fazem sentir-se desajeitado, raivoso e explosivo. Depois explique que a maneira mais rápida de ajudá-lo a resolver as explosões é treinar a travessia por essas situações. Explique também que isso significará um aumento gradual do número de acontecimentos e transições inesperados na vida, e que você lhe dará retorno ao longo do caminho sobre como ele vai.

Para as crianças menores, certifique-se de usar o jogo do cérebro e do retorno sobre gente grande enquanto as ajuda a atravessar esse aumento de fatos inesperados. Assegure-se de dizer aos mais novos e aos mais velhos que compreende que será um trabalho árduo. Diga que os recompensará bem, pois deseja ver que conseguem tomar as rédeas da própria vida e fazer as mudanças. Em geral, tão logo uma criança deixa de explodir devido a acontecimentos ou transições inesperados que antes a perseguiam, o trabalho, para você, terminou. Devemos lembrar, porém, que a infância é uma bagunça, e que as crianças jamais terão completo controle de todas as emoções em cada situação. O objetivo é apenas ajudá-las a lidar com situações imprevistas, como faz a maioria dos garotos na mesma faixa de idade.

Com crianças excepcionalmente explosivas, como Adam, eu às vezes emprego um método mais formal. (Prefiro o método informal primeiro.) Permita-me repassar: pedi aos pais de Adam que fizessem com ele uma reunião em casa. Devo acrescentar que os pais, óbvio, têm de adaptar o conteúdo e a extensão do encontro à faixa etária do filho. Por exemplo, o melhor momento para convocar essa reunião é em um fim de semana, no período de paz. Jamais é boa ideia tentar ter uma conversa séria sobre o comportamento da criança logo depois que ela explodiu. Você também não deseja que esse encontro conflite com o trabalho de casa.

Sugeri aos pais de Adam que providenciassem alguma coisa para beliscar ou beber durante o encontro, a fim de criar um tom amistoso e impedir que o filho entrasse na defensiva. A tarefa deles era dizer-lhe de maneira amigável que compreendiam que ele tinha mais problema com os fatos e transições inesperados do que gostaria, e oferecer exemplos, se necessário. E também que, como pais, cabia-lhes apresentar meios de ajudá-lo a cuidar melhor dessas situações.

Adverti-os a continuarem *pais*, meu termo para não ser defensivo e mostrar-se aberto a escutar o que a criança tem a dizer, passando ao mesmo tempo a mensagem de que era responsabilidade deles como pais fazerem o necessário para ajudá-lo a resolver o problema da explosão. Disse-lhes que tudo bem se a criança não concordasse ou declarasse que não queria mudar. Eles, por sua vez, explicariam que, se o vissem dando duro no programa, haveria muitas recompensas e divertimentos. Se julgassem que ele não dava duro, significaria que o trabalho demoraria muito mais. Afirmei-lhes que deviam ser firmes ao declararem que a falta de trabalho na solução das explosões não era uma opção.

SIMULAÇÕES

É aí que os pais usam o próprio talento para o drama. As simulações funcionam bem com crianças entre cinco e oito anos, embora eles também trabalhassem bem com Adam, que tinha nove. O ideal é que se faça isso na mesma noite da reunião com o garoto sobre o programa. O objetivo das simulações é, antes de mais nada, fazer a criança ficar mais leve e não se preocupar com o processo. Explique que, na verdade, será divertido e instrutivo. Importa também fazer a criança saber que não é a única que luta com essas situações. Não se surpreenda se ela pensar assim – a maioria das crianças pensa. Julgar-se a única criança a exibir esse comportamento a fará acreditar que de alguma forma foi prejudicada, o que reduz a probabilidade de ela pensar ou falar a respeito.

Com isso em mente, façam uma interpretação diante do filho, em que um dos pais faz o papel da criança e o outro, o do pai. Pode-se interpretar qualquer tipo de roteiro ou problema de transição; por exemplo, uma simples transição, em que o pai pede ao filho que faça uma mudança inesperada, como deixar de ver a TV e ir jantar, ou parar com o *video game* e começar o trabalho de casa. Nesse roteiro, faça que ele tenha uma total explosão – debatendo-se, gritando, chorando, batendo os pés, esperneando e bufando, e assim por diante. É de crucial importância fazer isso com humor e provocar risos na criança.

Uma importante regra a seguir nessas simulações é não fingir ser o próprio filho – finja ser qualquer outro com problemas de transição. Embora seja instrutivo em alguns aspectos para ele ver como age, tem-se de equilibrar isso com o risco de julgar-se motivo de gozação.

Depois de interpretar a explosão de fúria, explique que refará o desempenho, desta vez para demonstrar como quer que ele aja e pense no futuro. Reconstrua os mesmos cenários que usou antes, mas agora mostre como a "criança" passa com sucesso pela transição. Mande-o usar vários instrumentos para atravessar o cenário. Se seu filho tem de cinco a sete anos, mande-o fazer o jogo do cérebro com a "mãe" mandando algo. Seja você o cérebro do menino pequeno, e ele será o do grande.

Cérebro do menino pequeno: Escute, minha mãe mandou desligar o *video game* e ir juntar toda a roupa suja. Nós detestamos isso. Vamos estourar.
Cérebro do menino grande: Nem pensar. Isso é apenas uma surpresa. Não é grande coisa.
Cérebro do menino pequeno: Detestamos surpresas! Vamos chutar alguma coisa!
Cérebro do menino grande: Nem pensar! As surpresas não são lá essas coisas. Podemos passar por elas sem estourar.
Cérebro do menino pequeno: Não podemos, não! São difíceis demais!
Cérebro do menino grande: Não são, não. Não precisamos explodir!
Cérebro do menino pequeno: Tá bom, você venceu.

Depois disso, é hora de o filho verdadeiro ser o simulador que explode, e em seguida ele passa tranquilamente pelas situações. No início, a criança pode parecer confusa com o que deve dizer durante a interpretação. Prepare-se para treiná-la durante a encenação, coisa fácil de fazer sussurrando-lhe o que falar. O objetivo principal é ajudá-la a chegar à ideia de que pode usar os próprios pensamentos para resistir à vontade de explodir. É provável que você se surpreenda ao ver como a maioria das crianças pega a coisa rápido.

Embora algumas crianças achem a encenação hilariante e se divirtam ao fazê-la, outras não gostarão da ideia de jeito nenhum. Vão dizer que aprenderam o bastante vendo você enfrentar situações inesperadas. Considero a apreensão e a timidez normais, mas você deve indicar a impossibilidade de eles aprenderem a tocar um instrumento apenas com a ida um concerto ou a rebater a bola de beisebol só olhando um jogo na TV. Explique que a única forma de aprender qualquer nova habilidade é com o treino. Use delicada insistência nisso, pois há pouca chance de que, quando precisar, a criança use os talentos que você demonstrou, a não ser que os tenha praticado.

Haverá momentos em que você deve saltar toda a fase de simulação e usar apenas conversa? Sim, mas não é provável com uma criança de seis anos ou menos. Algumas mais velhas acharão as simulações muito "inúteis" ou "chatas". Com estas, mandá-las sentarem-se quietinhas e imaginar-se atravessando inesperadas transições e fatos com calma talvez sirva à necessidade desse estágio do tratamento. Revelou-se que essa visualização, conhecida como *competência de imagística*, funciona no controle da ansiedade. Também pode ser uma técnica útil em situações nas quais as crianças exageram na reação a fatos ou transições inesperados.

Desnecessário dizer que qualquer técnica pouco bem fará se a criança não a levar a sério. Se você vir que nada de bom resultará da tentativa de forçá-la a usar simulação ou imagística, não as use. Mude a estratégia para a simples discussão das técnicas, para explicar que agora vão se concentrar em ajudá-la a passar com tranquilidade por fatos inesperados.

Há uma advertência final sobre as simulações: se a criança tem entre três e quatro anos e meio, as simulações e os procedimentos de imagística aqui descritos serão muito avançados.

Embora sem dúvida não faça mal tentar o desempenho de papéis e demonstrações com as crianças já nos quatro anos e meio, alguns pais descobriram que os filhos não entendem porque não amadureceram o suficiente para compreender todas as implicações do processo. Em vista disso, costumo dizer aos pais de crianças com menos de quatro anos e meio que não se incomodem com as simulações ou outras técnicas, e pensem apenas em elevar o número de fatos e transições inesperados na vida delas, para dessensibilizá-las do inesperado.

O ponto principal a lembrar é que para a criança novinha aprender a lidar de forma adequada com fatos inesperados, o menino ou menina deve ser exposto(a) a eles em uma base consistente. Uma útil analogia a levar em conta é a dos bebês expostos a níveis normais de ruído doméstico desde cedo, em comparação com os protegidos de todo barulho possível por pais bem-intencionados, mas desorientados. Os não expostos acordam com a queda de um alfinete e têm dificuldade para acalmar-se, a não ser que a casa fique tão silenciosa quanto o túmulo de Tutancâmon. Os expostos a ruídos regulares têm sono mais profundo.

PRIMEIRA SEMANA DA TERAPIA DE EXPOSIÇÃO:
O TREINO COM TRANSIÇÕES REAIS E FATOS INESPERADOS

O ideal é que essa etapa comece um dia depois da prática de simulações com a criança. Diga-lhe que, nessa primeira semana, você a mandará treinar a passagem por muitas transições e surpresas todo dia. E dará um aviso cinco minutos antes de qualquer transição, embora se recuse a dizer qual será. Na verdade, se achar que cinco minutos são tempo demais, pode encurtá-lo entre o aviso e a transição para qualquer período que funcione melhor. Esclareça que, embora as transições possam parecer meio artificiais, você esperará um bom esforço.

Durante essa semana, tente fazer a criança passar por pelo menos uma transição inesperada por hora. Permaneça flexível, pois não há motivo para tratar isso como um pétreo programa "em cinco etapas". Adapte a frequência das transições a um nível em que a criança possa aprender. Tente não pular muitas oportunidades, pois isso a impedirá de aprender a lidar com elas de modo pacífico.

Use transições simples, do mundo real, como desligar um *video game* para fazer o dever de casa, ou a TV para levar um pouco de roupas lavadas para o quarto, ou deixar de brincar com blocos de montar e levar o lixo para fora. Faça muitos elogios quando vir que a criança tenta com afinco passar tranquilamente por todo o processo.

Talvez também precise empregar as transições ABX, como alertá-lo no carro de que em alguns minutos fará uma parada inesperada. Não diga onde pretende parar, apenas que ele tem de passar por isso em uma boa. Essa técnica permite ensinar à criança que nem todas as transições ABX são ruins. A parada inesperada pode ser em uma sorveteria para pegar um *milk-shake* ou na loja favorita dela para presenteá-la pelo árduo trabalho. Lembre-se também de incluir muitas mudanças e surpresas inesperadas – dê à criança coisas inesperadas no almoço, faça um caminho diferente até a escola, mude os móveis de lugar, e assim por diante.

Um aspecto importante é fazer um questionário à criança após cada transição ou surpresa. Se ela se saiu bem na empreitada, pergunte-lhe o que pensou ou fez para tornar tudo fácil. Não aceite logo um "não sei" como resposta. Se a criança não sabe mesmo – e muitas vezes as mais novas não conseguem explicar o motivo –, faça o possível para ajudá-la a descobrir o que funcionou.

Se a criança não passou bem pelas transições e surpresas, o questionário proporcionará uma oportunidade de discutir o que foi difícil e como ela poderia tê-las tratado melhor. Seu trabalho aqui é manter a esperança de que o filho se saia melhor na próxima transição ou mudança inesperada. Esforce-se para evitar castigos e consequências negativas se a criança estourar. Prefiro a intuição à punição.

Se o filho continua a explodir durante uma semana, talvez tenham de voltar às simulações. É possível que o ritmo tenha sido rápido demais, ou que ele precise de mais tempo para absorver as habilidades com outras simulações. Também é provável que alguns continuem a explodir em uma tentativa de fazê-lo desistir de toda essa coisa de transição e fatos inesperados. Não ceda! Lembre-se: é improvável as crianças que estouram por qualquer motivo mudarem o estilo de reação sem muito esforço da sua parte e da delas.

Na verdade, a "primeira semana" pode durar tantos dias ou semanas quanto necessário. A quanto mais transições e fatos inesperados você expuser a criança, mais dessensibilizada ela se tornará, levando a uma redução no número de episódios explosivos. É muito importante comunicar que você não pretende desistir, pois é fundamental que a criança aprenda a lidar com fatos inesperados sem explosões. De crucial importância também é o pai ou a mãe resolver não mais voltar a pisar em ovos com ela.

Segunda semana da terapia de exposição: a visita da realidade

Esta fase começa depois – e só depois – de a criança ter tido, em geral, sucesso com a semana de transição. Sucesso significa vê-la fazer uma decidida tentativa de usar as habilidades que você ensinou quando diante de transições e fatos inesperados, e que a frequência das explosões diminua rápido. Na segunda semana, você torna a sentar-se com ela e explica que as coisas inesperadas continuarão a ocorrer com alta frequência, mas agora não haverá mais avisos. Reitere o compromisso de oferecer grandes recompensas pelo esforço. Se a criança se sair bem após vários dias, comece a experimentar, fazendo mais transições em um dia que em outro, para que ela não ache o programa previsível demais.

Na segunda semana, assegure-se também de expor a criança a frequentes situações inesperadas que nada têm que ver com transições simples e ABX para ajudá-la a perceber que só porque espera alguma coisa acontecer não significa que acontecerá. Você, claro, lhe dirá que pretende fazer isso. Empregue técnicas como desejar-lhe pela manhã um bom dia na escola e avisar que, na volta, preparará hambúrgueres para o jantar. Em vez disso, sirva espaguete. Diga-lhe que pegará sorvete de morango quando for à loja, mas traga algumas peras. Rearrume os móveis no escritório ou na sala de visitas. Mude o itinerário que usa para levá-la à escola, ao *shopping*, à casa de um amigo. Comunique que vai a um restaurante, passe de carro por lá, diga: "Mudei de ideia" e vá a outro. (Seria um bom momento de fazer disso uma surpresa positiva, por terminar indo a um restaurante do qual sabe que ele gosta.) Vá à videolocadora sozinho, para alugar um filme em especial. Diga-lhe que não tinham o desejado e você pegou outro. Seja inventivo, apresentando-lhe transições, situações e surpresas com as quais sabe, de modo geral, que ele tem dificuldade de lidar.

Nesse período, também pode descobrir que é necessário trabalhar com os ataques e explosões em cenários diferentes da casa ou do carro. Uma menina de nove anos que conheço belisca a mãe e sibila insultos abafados em uma loja se elas não param na ala que ela deseja ou se entra em uma loja no *shopping* que a pequena não esperava. É de excepcional importância no tratamento indicar onde ocorrem todas essas acidentais mudanças e fazê-la retornar repetidas vezes a esses lugares para proporcionar-lhe prática na bem-sucedida travessia desses acontecimentos.

Muitas mães me contam que é quase impossível entrar em um supermercado (ou qualquer loja) sem os filhos explodirem. Eu emprego um processo particular nesses casos. Com o uso do supermercado como exemplo, sugiro o seguinte: leve o filho ao supermercado. Ponha algumas caixas em um carrinho. A intenção é circular pela loja, mas não fazer qualquer compra. Na verdade, espere que a criança tenha a explosão de sempre. Uma vez ocorrido isso, leve-a para o carro até ela se acalmar. Reitere que espera da criança que aja como gente grande na loja, e que dentro de um minuto voltará lá para acabar as compras. Em nenhuma circunstância leve-a para casa. Volte ao supermercado, procure o carrinho e continue a circular. Tenho instruído mães a separar várias horas para isso, levar a criança ao carro repetidas vezes, se ela explodir, e depois retornar à loja. Lembre-se: toda criança pequena tem algumas explosões em lojas, mas esse procedimento pode ajudá-la a acostumar-se a ir às compras com você de uma maneira mais pacífica.

Se constatar que a exposição do filho a acontecimentos inesperados e súbitos é demasiada para ele, deve voltar a empregar advertências por mais uma semana e depois, sem transição, fazer outra tentativa. Em geral, quando as crianças falham durante essa fase intermediária, significa que desejam mais dos processos muito programados e de apoio usados com as advertências. A beleza deste programa específico reside na flexibilidade.

À determinada altura, a criança superará o modo explosivo e conseguirá lidar com o mundo real. O trabalho nesse ponto será cumprir sua parte no acordo e recompensar de forma substancial o árduo trabalho da criança. Também deve esperar que, quando ela atravessar períodos de grande tensão ou uma mudança no desenvolvimento (iniciar uma nova série na escola, por exemplo), talvez retorne aos padrões antigos. Às vezes, sem motivo visível, um menino ou menina apenas retornam aos velhos hábitos, levando você a pensar que os esforços fracassaram. Não houve fracasso. Eles muitas vezes regridem. O principal é conversar sobre uma rápida e bem-sucedida volta ao trato com fatos e transições inesperados.

> Uma das mães fez um extenso relato de como o aprendizado sobre os roteiros e transições afetaram a vida do filho de onze anos:
>
> Em casa, B. vinha se tornando mais desafiador, e o desafio muitas vezes acabava em explosões que eu chamava de faniquitos da pré-adolescência. Esses ataques incluíam berros, jogar coisas, bater portas e avisos de que, não importava o que fizéssemos, ele não obedeceria. Era bastante explícito e não nos deixava acalmá-lo nem ignorar os estouros. Repetia de modo literal, durante dez ou quinze minutos, uma mesma frase, e seguia-nos de aposento em aposento para obter uma reação. No início da escola os faniquitos foram se tornando mais violentos, e ocorriam sem intervalo. Também a duração passou a estender-se por horas e horas, e às vezes até o dia seguinte.
> No início, mandamos observá-lo e testar, para detectar TDAH. O resultado foi o que eu esperava: tendências a esse problema, mas não se tratava de um caso nítido disso ou de TDA (transtorno do déficit de atenção). Coube-nos a decisão de submetê-lo ao uso de medicação. O pediatra de B. recomendou você como uma etapa intermediária ou alternativa.
> Em nosso primeiro encontro, descrevi o comportamento de B. Disse que os faniquitos vinham sempre precedidos pelo fato de o menino não fazer o que queria ou ouvir "não" a um pedido.
> Tão logo você me explicou que o comportamento da criança parecia ser de dificuldade com "roteiros de itinerário mental e transições", ele e eu começamos a nos sentir melhor. A descrição que nos deu de pessoas que têm um plano ou um roteiro em mente e depois enfrentam grande dificuldade para passar a um novo plano, em geral de outra pessoa, encaixa-se bem no caso. Eu fiquei em seu consultório repassando na mente todas as recentes cenas de faniquito e percebi que todas se enquadram

na descrição. B. e eu nos sentimos bem na mesma hora só por termos essa intuição.

Passei a indicar toda vez que uma situação se encaixava no cenário de "roteiro/transição". Usei a palavra "transição" para fazê-lo compreender o que ocorria. Por exemplo, dizia: "Vejo que é uma transição difícil para você". Nas primeiras vezes surgiram acontecimentos menores: ele precisava tomar banho antes de ir dormir, mas queria ver o fim de um programa de TV, então dava um sorriso de escárnio ao desligar o aparelho, reconhecendo o que se passava. Desde então, surgiram situações muito mais sérias. Esses casos têm sido difíceis, mas os resultados melhoraram de forma sensacional. Meu marido e eu ganhamos poder para desativar uma situação explosiva em potencial quando ocorre. E ao reconhecermos que um faniquito ou uma explosão está prestes a acontecer, lembramos a B. que ele precisa adaptar-se à transição que se aproxima. Mais importante, ele ganhou poder para entender as próprias tendências e controlá-las melhor. Nossa vida em casa tornou-se mais pacífica, e nos divertimos mais juntos.

Eu classificava os sintomas originais dele como nove, em uma escala de zero a dez. Não daria dez porque ele jamais destruiu qualquer coisa nem machucou ninguém durante um ataque de raiva. Hoje eu classificaria como três, em uma escala de zero a dez. O menino vai muito bem. Às vezes resiste a reconhecer uma transição, mas sempre, nos últimos tempos, reage de forma positiva.

A sensível questão da contenção

Preferi deixar a questão da contenção das crianças descontroladas para o fim deste capítulo por apenas um motivo: esta deve ser a última técnica à qual recorrer quando trabalhamos com um filho com problemas de roteiro e transição; também deve ser usada com o mínimo de frequência possível. Por qualquer padrão, será melhor a longo prazo passar o tempo ajudando o filho a aprender a capacidade de autocontrole que ter de assumir o controle físico.

Dito isso, todo dia encontro crianças que insistem em tentar bater nos pais, professores e colegas e destruir a casa e a escola. Deve-se ficar de lado e nada fazer?

É típico pais de crianças que não exibem comportamento explosivo e agressivo acharem que essa conduta se deve a uma falha dos próprios pais. Uma mãe com quem trabalho agora, professora de jardim de infância, contou-me que uma experiência humilhante a fez rever seu modo de pensar – de "nenhum filho meu age desse jeito" para "como lidar com isso?" – depois que teve filhos. Também é comum os pais de crianças explosivas julgarem ser o filho o único a comportar-se dessa forma e recusarem-se a admitir isso. O motivo, claro, é que sentem vergonha e temem ser rotulados de incompetentes. É esse silêncio constrangido que leva ao mito de que esse comportamento entre as crianças é muito raro. A pesquisa de outros, assim como minha própria experiência, aponta um resultado diferente. Sabemos, por exemplo, que o comportamento desagregador, incluindo agressão e desobediência, constitui a causa mais comum de as crianças do pré-escolar receberem tratamento psicológico.

Admite-se como complexa a questão de como reagir a uma criança descontrolada. A mãe de um explosivo menino chamado Marco, de quase quatro anos, trouxe-me um vídeo, feito por uma professora, que o mostrava em meio a um completo ataque de fúria. A educadora na verdade gravara a cena para provar-lhe como ele se comportava mal, porque a mãe dizia que ele jamais agia com violência em casa. O que a gravação mostrava mesmo, porém, era como os adultos se tornaram confusos em relação ao trato com crianças descontroladas.

Quando a professora começara a filmar Marco, a explosão já durava vários minutos, ao que parece causada por não o deixarem tomar um copo de suco a mais na hora da merenda, porque tivera antes um comportamento agressivo com os colegas naquela manhã. Todos foram retirados da classe – procedimento operacional-padrão em muitas escolas quando uma criança se torna explosiva e age com violência. O menino virava cadeiras, varria objetos dos tampos das carteiras com o braço e tentava chutar a professora, que procurava mantê-lo à distância e também usava a câmera de vídeo.

O menino puxou uma pilha de tapetes usados na hora do cochilo e tentou agredi-la com um deles. Depois concentrou em uma pilha de camas dobráveis de mais ou menos cinco palmos de altura. De modo que ilustra com perfeição como as crianças têm problema para prever as consequências do que fazem, deu-lhe um puxão e derrubou as camas de lona em cima dele mesmo. Segundos depois, saiu debaixo daquele emaranhado como uma furiosa miniatura de King Kong e fumegou em direção à professora, punhos cerrados e prontos para dar-lhe outra mordida. A última coisa que vi na fita antes de acabar foi a professora tentando raciocinar com ele no meio dessa barragem e dizendo coisas como: "Marco, *por favor*, não faça isso", "Marco, *por favor*, acalme-se" e "Marco, *por favor*, pare".

Ela, com toda certeza, agia baseada na política da escola, segundo a qual um professor não pode conter nem pôr as mãos em uma criança, mesmo descontrolada. A maioria das escolas tem pelo menos um indivíduo, assistente do diretor ou guarda de segurança, autorizado a usar a força quando necessário. Essa pessoa, óbvio, não se achava presente durante a explosão de Marco. O que ele aprendeu com a situação foi que era grande e comandava, podia fazer quase qualquer coisa que desejasse, e nenhum professor o deteria, mesmo que usasse repetidas vezes as palavras mágicas *por favor*.

Todos já ouvimos histórias demais sobre pais que, em nome da disciplina, abusam dos filhos ou os tratam com tanta rudeza que danificam a personalidade e o próprio conceito deles de modo quase irremediável. O triste legado desses adultos é que hoje se vê o simples ato de dominar um menino de três anos em plena explosão como uma violação da integridade dele ou como um ato de abuso. Não posso dizer o número exato de pais que me disseram temer ser presos se assumirem o controle físico de um filho descontrolado e alguém o ouvir gritar em protesto. Sei com certeza que já ouvi essa preocupação manifestada em centenas de ocasiões.

Não há motivo para igualar violência física de uma criança em total descontrole e contenção. Sei que essa opinião ofenderá muita gente, mas deve-se examinar a questão de vários ângulos. Primeiro, é importante enfatizar que a contenção, como a descrevo neste livro, não é uma forma de punição, e jamais se deve usá-la para esse fim. Deve-se usá-la apenas como técnica de interrupção de comportamento em situações de alto risco, quando nada mais funciona, como impedir à força uma criança de saltar da sacada do segundo andar ou de esmurrar uma janela. Só se deve usá-la para impedir que ela se machuque, ou aos outros, ou destrua o ambiente e seus pertences.

Se você insiste em usar apenas conversa e raciocínio com uma criança descontrolada, o trabalho talvez se revele muitíssimo complicado. Muitas vezes o indivíduo com quem se tenta o raciocínio – como Marco, no caso anterior – ainda esteja se esforçando para saber se as calças quadradas de Bob Esponja são de verdade ou não. A capacidade dela para examinar como se comporta, portanto, acaba por ser muito limitada.

Se constatar que a razão e o trabalho lógico funcionam com a sua criança ou com outras com quem trabalha, dê graças a Deus. Mas se tiver de usar a contenção, deve pensar primeiro nos seguintes pontos:

- Só a empregue quando *tudo* tiver falhado. Você deve esgotar todos os métodos. Use a descrição "gente grande" ou o jogo do cérebro. Use um papo persuasivo, informando à criança que ela será recompensada pelo imediato retorno a um comportamento positivo, mas perderá privilégios ou brinquedos se continuar com uma conduta negativa. Só empregue a força depois de tentar tudo dentro do racional.

- Não a empregue como uma técnica geral para mau comportamento. Deve-se reservá-la apenas para situações extremas. A criança chorona e irritadiça, que dá um ataque e cai no chão, ou grita porque teve de desligar a TV ou não esperava uma parada em determinada loja, na verdade não prejudica ninguém nem está descontrolada. Essas não precisam ser controladas. Estão tendo o tipo de faniquito que chamo de "dolorosamente normal". Todas fazem isso em uma medida ou em outra, e devemos tentar primeiro tratar do caso com o uso dos métodos tradicionais de apaziguamento, como abraçar, segurar e reconfortar. É trabalho de vocês, como pais, ajudar os filhos a passar por situações difíceis e ensinar-lhes alternativas para evitar ataques e explosões. Lembrem-se: os únicos tipos de explosão que exigem contenção são os que podem deixar alguém machucado ou que causem destruição de alguma coisa.

- Após qualquer episódio em que se tenha de conter uma criança, volte a tentar logo o uso das intervenções discutidas antes, como o programa de gente grande e o jogo do cérebro, na esperança de que ela acabe por aprender a reagir à própria frustração e à raiva com uma conduta adequada. Quando a criança recupera o autocontrole após uma grande explosão, você deve elogiá-la com efusão por agir como uma criança grande, dar beijos e abraços, ou mesmo aplaudi-la.

- Limite o emprego da força aos relativamente mais novos. Raras vezes precisa-se disso com os que passaram da idade do jardim de infância, pois as típicas crianças de seis anos já têm o desenvolvimento cognitivo necessário para reagir a outros tipos de intervenções aqui já expostos.

- Se a criança não reage a qualquer dos métodos cobertos até agora, assegure-se de que não há outros problemas. Talvez ela se enfureça devido a uma alergia ambiental ou por sensibilidade a algum alimento. Talvez sofra de um transtorno de processamento sensorial. Não é normal as crianças serem tão sensíveis e explosivas que repitam ataques aos outros, e é importante interpretar e levar em conta todas as demais causas possíveis.

Tão logo determine a absoluta necessidade da contenção, há vários meios de conter uma criança nova que bate em você e nos outros ou destrói o ambiente. Com a aplicação do tipo de lógica "menos é mais", está de bom tamanho apenas passar os braços em torno dela, segurá-la no colo e sussurrar que tudo dará certo. Esta é minha técnica favorita para interromper o faniquito de uma criança, e, embora talvez contraintuitivo, já vi operar milagres com crianças descontroladas no consultório. Falar baixo com uma criança que berra pode ter um efeito quase mágico, assim como balançá-la. Em muitos casos, ela nem perceberá que está sendo contida. É importante lembrar que quando o comportamento de uma criança se mostra descontrolado é porque todos os mecanismos internos estão perturbados. O apaziguamento ajuda-a a readquirir controle de um jeito que os berros e castigos jamais conseguem.

Outra técnica é apenas "conduzir" a criança pela sala. Quando uma criança está no meio de uma explosão completa e você se aproxima, ele automaticamente se afasta, na maioria dos casos. Use o corpo para bloquear o acesso a abajures e tampos de mesa, e não lhe permita parar muito tempo em algum lugar. Se possível, conduza-a para uma área de diversão do lado de fora e deixe-a esgotar o mau humor andando. A certa altura, a combinação de elevadas emoções e movimentos acabará por esgotá-la, e você pode então usar outras técnicas de apaziguamento para ajudá-la a readquirir o controle.

Coisas a lembrar quando se trabalha com uma criança explosiva

Agora você já reconhece as explosões tipo roteiro mental e faniquitos de transição. Há outras causas de comportamento explosivo, que abordarei nos capítulos seguintes. Se, após ler sobre todas as outras causas, chegar à conclusão que seu filho (ou outra criança com quem trabalha como professor, médico ou profissional de saúde mental) explode devido a problemas de roteiro e transição, lembre-se sempre dos seguintes pontos ao planejar as intervenções:

- Crianças com problemas do tipo roteiro e transição não explodem de propósito nem são opositoras ou desafiadoras. Em vez disso, reagem a inesperados fatos externos.

- Nesse caso, as crianças têm, pela própria natureza, uma delicada sensibilidade a acontecimentos, mudanças, surpresas e transições inesperados. Mostram-se sensíveis a essas coisas em grande parte como algumas pessoas sentem inexplicável fobia a cobras, morcegos ou aranhas. Essas reações fóbicas são automáticas e não se acham sob controle imediato.

- As crianças que explodem devido a questões de roteiro e transição não sabem do impacto que exercem nos outros no momento da explosão, como a pessoa que salta, grita ou foge quando vê uma cobra. Do ponto de vista delas, reagem a uma coisa que ameaça o seu senso de segurança e conforto. Não estão tentando desafiá-lo nem contestar o poder de que você dispõe, embora o que dizem possa fazer parecer que sim.

- Punições severas e repreensões, em última análise, nada farão para mudar o comportamento das crianças com problemas de roteiro e transição, porque o castigo nada faz para tratar das causas desse comportamento. Essas causas incluem a supersensibilidade a fatos e mudanças inesperados e o sentido irracional de que o que pensam que acontecerá será a única coisa que pode ou acontecerá.

- Não é provável convencer as crianças a não explodirem por meio da conversa, embora muito se possa dizer em favor de uma escuta sensível a elas quando tentam nos dizer como se sentem ao encontrarem fatos e transições inesperados. A maneira mais direta de ajudá-las a não explodir é fazê-las enfrentar muitas vezes as situações que causam a explosão, para que aprendam de forma mais racional. Se deixadas à própria sorte, darão o melhor de si para evitar essas situações, o que fará que jamais aprendam a lidar com elas. É o ciclo de evitar a explodir que leva os pais a pisarem em ovos com essas crianças, na esperança de que as explosões, de alguma forma, desapareçam.

- As crianças explosivas precisam de lúcida orientação e retorno dos pais e de outros adultos envolvidos, por mais que protestem que não querem ajuda de ninguém. Cabe aos adultos estabelecer diretrizes sobre o que é um comportamento aceitável e o que não é.

- Deve-se ser incansável na atitude positiva com as crianças, informando-as que você tem muita fé na capacidade delas de aprender novas formas de reagir às situações que as fazem explodir. Lembre-se: é provável que elas se acostumem a ouvir gritos ou receber castigos devido a mau comportamento, e talvez achem que conversar com você leve a outras punições – por isso mantêm as defesas erguidas. Também é provável que acreditem que, mesmo tentando com afinco, vão fracassar. Diga-lhes da maneira mais amistosa possível que a mudança é necessária, não opcional, mas você as treinará e ficará torcendo, e providencie para que o árduo trabalho delas seja compensado com uma grande diversão.

Eu o desafio a não parar de ler agora e a começar a tratar seu filho em questões de roteiro e transição. Nos capítulos seguintes, ficará sabendo que, quando se trata de crianças, uma visão complexa sobre o que causa o comportamento delas lhe servirá muito melhor que uma explicação simples, de causa única, por mais sedutora e convidativa que seja.

3

ALERGIAS AFETAM O MODO COMO ME SINTO E ME COMPORTO

Meu filho mais velho é alérgico a leite, trigo, milho, poeira e capim. As últimas fizeram-se conhecer cedo na vida dele, com um crônico entupimento do nariz e com olheiras, mas as alergias a alimentos eram outra história. Dores de cabeça e fadiga debilitantes, feridas inexplicáveis, problemas gastrointestinais, repetidas sinusite e crônicas infecções por estreptococos na garganta, difíceis de entender. Médicos bem-intencionados, um após outro, mandaram-no fazer testes, e cada um deu negativo em relação a qualquer coisa que explicasse os sintomas.

Daquele jeito intuitivo que muitas vezes as mães têm, minha esposa sempre desconfiou de que a culpa seria de outras alergias, não diagnosticadas. Mas, ao visitar uma das mais respeitadas alergologistas da nossa região, esta lhe afirmou que não era possível esses males explicarem a imensa quantidade de sintomas que o garoto sentia.

– E as alergias a alimentos? – perguntou minha mulher. – Podia testar isso?

A doutora balançou a cabeça de modo decidido.

– Se ele tivesse urticária, dificuldade para respirar ou alguma coisa desse tipo, eu o testaria. Mas não creio que seja alérgico.

Enquanto a doença do menino piorava, minha esposa e eu continuamos nossa busca por respostas. Foram necessários vários anos, mas a intuição dela se mostrou correta. Descobrimos, após a eliminação de alimentos e em consulta a outro alergologista cujos filhos tinham o mesmo problema, que de fato o que ele comia todos os dias o fazia adoecer. E, tão logo descobrimos quais eram os alimentos e os retiramos da dieta, os sintomas começaram a desaparecer, quase por magia. Tenho o prazer de comunicar que o rapaz hoje tem se saído muitíssimo bem na faculdade e leva uma vida feliz e produtiva. Aprendeu que pode consumir os alimentos prejudiciais de vez em quando sem efeitos colaterais, e tenta manter uma dieta sadia e sem conservantes.

Embora meu filho não tivesse o grau de explosão que escrevo neste livro (jamais exibiu problemas comportamentais na escola ou em público), sem dúvida foi às vezes explosivo e irritável em casa. Em geral isso ocorria em um dos episódios de fadiga. Lembro-me que entrei no quarto dele uma noite e o vi esfregando os olhos para concluir o dever de casa. Claro que os ocasionais estouros e o comportamento irritável não deixavam de ser compreensíveis para nós, os pais. Como poderia ele *não* ser explosivo diante dos sintomas que enfrentava?

Nessa estranha forma que a vida tem de nos ensinar lições, as experiências de meu filho com alergias ensinaram-nos algumas coisas sobre o trabalho com crianças, em particular as irritáveis e as explosivas que sofrem desse problema. Agora me vejo curioso tanto sobre os sintomas físicos delas como pelos sintomas de comportamento, sabendo em primeira mão que conduta explosiva e alergias estão interligadas de forma impressionante.

A verdade é que uma surpreendente porcentagem das crianças explosivas que atendo – sobretudo as de três anos – tem alergias. Um recente exame do histórico dessas crianças sugere que essa porcentagem ultrapassa 50%. Embora eu entenda que isso é longe de ser uma pesquisa científica, ainda assim é uma estatística que deve ser levada em conta.

Pode-se suscitar neste caso a pesquisa feita com os que sofrem de asma, talvez objeto de mais intenso estudo. As estimativas do número de crianças americanas vítimas da asma chegam a 12%, e a forma mais comum é de asma alérgica, o que significa que as dificuldades de respiração resultam da exposição a fatores como poeira, animais de estimação e alimentos. Embora a maioria dos leitores tenha algum conhecimento sobre asma e suas complicações respiratórias, desconfio que poucos saibam do espantoso número de questões psicológicas e comportamentais que muitas vezes a acompanham.

Um exame de vários estudos importantes, um dos quais financiados pelo Departamento de Serviços Humanos e de Saúde dos Estados Unidos, indicou que as crianças com forma leve de asma têm maior probabilidade de apresentar problemas de comportamento e conduta que as crianças sem asma; crianças com asma moderada têm três vezes mais chance; e crianças com a forma grave, quatro vezes mais. Por fim, as crianças com asma grave têm três vezes mais probabilidade que os colegas não asmáticos de precisar de aconselhamento em relação a problemas emocionais, de desenvolvimento ou comportamentais. Dados desse tipo deixam-nos com a clara impressão de que ignorar a ligação entre saúde física e emocional é uma coisa que fazemos por nosso próprio risco ou pelo de nossos filhos.

Quando recebo novos pacientes no consultório, peço que assinalem os quadrados ao lado de uma lista de sintomas. Sempre me surpreendo com o fato de, junto às marcações para frequentes faniquitos, irritabilidade, mudanças de humor, problemas de atenção e hiperatividade, aparecerem outras de nariz sempre escorrendo, congestão nasal crônica, constantes dores de cabeça e de estômago, infecções no ouvido, asma, fadiga e olheiras. Embora algumas já tenham um diagnóstico formal e foram tratadas de asma e/ou alergias, um número incrível não foi. E é raro o caso da criança diagnosticada com alergia alimentar, embora interessante, em que muitas vezes a mãe tenha um senso intuitivo, como minha mulher, de que talvez haja ligação entre a alimentação e o comportamento do filho.

Se as alergias são de fato uma causa básica de problemas comportamentais ou se apenas contribuem para a carga geral de tensão que faz a criança transpor o limite e cair em depressão, ansiedade, hiperatividade, desatenção ou conduta explosiva, eis uma pergunta que não posso responder – pergunta que merece muitas pesquisas de alergologistas e psicólogos. Mas a ausência de uma resposta definitiva não exclui a ideia sensata que, quando a criança não consegue respirar direito, sofre dor ou perda de audição com as constantes infecções de ouvido, tem o sistema imunológico cansado ou enfraquecido pela luta com o pólen, a poeira ou talvez até os alimentos, e, além disso, precisa lidar com pressões escolares e sociais, ela terá comportamentos irritáveis e explosivos. Pense em como nós, adultos, temos maior probabilidade de explodir por alguma coisa insignificante quando pegamos um resfriado. Muitas crianças que combatem alergias ambientais e/ou alimentares beiram uma explosão todo dia.

Por infelicidade, constato que muitos pais parecem minimizar os sintomas alérgicos do filho. Talvez isso se deva apenas ao fato de que se acostumaram tanto com o comportamento que não percebem mais. Ou talvez o problema seja tão comum em nossa cultura que eles o encarem quase como normal. Ou talvez as menores não se queixem com frequência dos sintomas. Alguns, na verdade, habituaram-se tanto a sentir-se mal que não sabem o que é sentir-se bem. São incapazes de dizer: "Mãe, meus ouvidos parecem tapados toda vezes que faço carinho no gato", ou "Mãe, a poeira em minha cama me deixa cansado e chateado", ou, ainda, "Mãe, toda vez que como flocos de milho com leite fico com vontade de bater em alguém".

Tenho certeza de que jamais esquecerei o menino de seis aos que veio ao consultório porque a escola não sabia o que fazer com ele. Era hiperativo, explosivo e incontrolável, e o estabelecimento queria que eu fizesse um teste de TDAH antes de transferi-lo para um cenário educativo alternativo. O menino quase não cooperou no exame. Gritou quando lhe pedi para responder a uma simples pergunta. Choramingou, gemeu e ficou nervoso. Enrolou-se em uma bola na poltrona e simplesmente recusou-se a participar. De vez em quando, levantava-se e ia até a janela conferir o carro da mãe. A princípio achei que sofria de medos de abandono – que sentia falta da mãe. Mas, quando ela apareceu, a criança saiu correndo do consultório para a sala de espera e, sem qualquer saudação, pôs-se logo a exigir balas. Quando a mãe disse que não tinha, deu-lhe um chute na canela e tornou a pedir. Quando ela respondeu, em um tom de voz constrangido – afinal, ele fazia aquilo em uma sala de espera cheia de gente – ele puxou-lhe uma mecha de cabelo. Parecia ter uma completa incapacidade de se controlar. Em seguida chegou a exigir bala da recepcionista, e, ao ouvir que não havia, tornou a puxar os cabelos da mãe, o suficiente para fazê-la chorar.

– Vá comprar balas já! – exigiu. E depois, como se de repente percebesse que talvez outra tática fosse mais eficaz, olhou-a com uma cara triste e começou a pedir. – *Por favor... por favor...*

Falei para a senhora que não podia completar o teste, e sugeri que, antes de tentarmos de novo, ela marcasse uma consulta e viesse sozinha para conversarmos sobre o comportamento do filho com mais tempo. A mulher pareceu defensiva.

– Sei que você dirá que eu não devia dar doce a ele, mas veja o que acontece. Quando eu tento fazê-lo comer bons alimentos, ele simplesmente não come. Quer apenas coisas açucaradas. Balas e biscoitos. Às vezes come hambúrguer, batata frita ou *pizza*, mas é quase só isso que posso fazê-lo comer. Eu não entendo, meus outros filhos comem as mesmas coisas, e *eles* não agem assim. Além disso, o outro médico disse que podia ser TDAH, por isso estou aqui. Só quero que meu filho tente outro medicamento pra ver se ajuda. Eu preciso apenas de alguma coisa que funcione rápido, pois a escola vive me ligando no trabalho para ir buscá-lo, e estou na iminência de perder o emprego.

Tentei convencê-la que seria melhor descartar todas as outras causas possíveis do comportamento do filho antes de diagnosticá-lo com TDAH e submetê-lo ao uso de medicação, mas a senhora nem quis ouvir falar disso. Em minha opinião, porém, acontecia mais alguma coisa. Ele exibia uma necessidade assustadora e quase patológica de doce que parecia obscurecer tudo em volta. Sem dúvida impediu-o de concentrar-se durante minha avaliação, e esqueceu por completo da cena que fazia na sala de espera. Seria hiper ou hipoglicêmico devido à quantidade de açúcar que comia, ou sensível a algum ingrediente no doce que o fazia ansiar tanto?

Apresento-lhe Timothy

O comportamento explosivo causado ou exacerbado por alimentos e por outras alergias às vezes parece o mesmo que se vê em crianças com problemas de roteiro preestabelecido, TDAH, depressão ou ansiedade. Na verdade, é possível que crianças com explosões relacionadas a alergias e problemas de comportamento tenham tido um diagnóstico errado de TDAH, transtorno desafiador opositivo ou bipolar quando chegam ao meu consultório.

Veja Timothy, por exemplo. Ele tinha cinco anos quando veio ao consultório com a mãe e a irmã, que ainda engatinhava. A senhora parecia cansada e com os nervos em frangalhos, a bebê chorava e o menininho puxava a saia dela. Uma das primeiras coisas que notei em Tim foram as olheiras nas órbitas afundadas e a maneira como as narinas pareciam abrir-se e fechar-se, como se tivesse problemas para respirar. Não tinha a aparência feliz que um garoto dessa idade deve ter, e parecia, ao contrário, estar seriamente resfriado ou gripado. A mãe beirava as lágrimas enquanto tentava confortar a pequenininha e falar-me do filho, que recebera havia pouco um diagnóstico de transtorno bipolar infantil. Timothy fora expulso de três creches em rápida sucessão, devido a episódios violentos com berros, pancadas nos outros e mordidas nos professores e nos colegas. Agora frequentava um jardim de infância particular e estava prestes a ser expulso desse também. Em casa fazia todos pisarem em ovos. Em um minuto mostrava-se ótimo, e, no seguinte, totalmente descontrolado.

Quando salientei que muitos dos sintomas que ela assinalara na lista de admissão se relacionavam com alergia relacionada a alimentos e sensibilidade, os olhos dela se iluminaram, mostrando-a muito mais animada. Era como se soubesse, por instinto, que havíamos descoberto algo importante sobre o comportamento do menino. Já sabia que ele sofria de alergia a poeira e pólen, mas também desconfiava dos alimentos. Na verdade, mostrou-se frustrada por só há pouco ter tentado falar dessas questões com o médico do filho, que não levara a preocupação a sério e o encaminhara a outro psicólogo, cuja conclusão fora de que a criança provavelmente apresentava os estágios iniciais de um transtorno bipolar.

Mas a mãe de Tim decidiu que só ia pensar em medicá-lo quando obtivesse uma opinião mais ampla do motivo de ele agir como agia. Como boa parte da literatura indicava que crianças com as doenças ambientais mais comuns tendem a ter alergias a alimentos, encorajei-a a afastar estratégias médicas e comportamentais e marcar uma consulta com um alergologista que tem forte crença na relação entre alergias e comportamento. Ela ficou ansiosa por fazer isso e saiu com uma expressão esperançosa. Quando voltou, cerca de um mês e meio depois, vinha sorrindo de uma orelha a outra. O alergologista testara e diagnosticara Tim como alérgico a milho, trigo e ovos. Com a eliminação desses itens da dieta, as horríveis mudanças de humor e os acessos de raiva que o perseguiam haviam diminuído muito. A mãe também descobriu que o menino tinha acentuada sensibilidade a sucos de frutas em caixa com anilinas, os quais agora chama de "loucura líquida". Como se não bastasse, ao reformular o cardápio do filho, notou que o bebê também ficava muito melhor com leite de soja – não chega nem perto de chorar tanto, ter comportamento inquieto e assaduras causadas por fraldas. Conseguira levar o filho a uma reunião de família que dura o dia todo nos arredores da cidade, onde a criança mostrara um comportamento maravilhoso. Não era mais, em muitos aspectos, o mesmo menino que batia, mordia, chutava e se debatia em casa e na escola.

Eu gostaria de poder contar que todos os casos se resolvem dessa forma magnífica, mas é claro que não se resolvem. Os problemas comportamentais de algumas crianças se devem a outros motivos, mas casos como o de Tim representam esperança de que se pode ganhar alguma coisa com a abertura do pensamento sobre o que acontece com as crianças.

Por sorte, podem-se testar e tratar muito bem – com medicamentos e vacinas – as alergias a fatores como poeira, bichinhos de estimação, mofo, capim, pólen etc. Encorajo, com todo empenho, os pais de crianças explosivas a eliminarem esses causadores de tensão, se existem. Como o público em geral compreende mais ou menos bem essas alergias tradicionais, que são tratáveis, não vou desperdiçar tempo discutindo-as neste capítulo. Em vez disso, focarei nas alergias a alimentos, menos entendidas, mas, na minha perspectiva, de notável importância quando se trata de identificar as origens do comportamento explosivo.

A polêmica em torno das alergias a alimentos

> Um alimento vegetal ou animal consumido por um ser humano... consiste de dezenas de milhares de substâncias de espécies diferentes. A grande maioria dessas substâncias pode servir como antígenos e causar sensibilidade em algumas pessoas. Algumas alergias envolvem de tal modo o cérebro que a exposição a determinado alergênico resulta em comportamentos estranhos.
> – *Linus Pauling*, duas vezes ganhador do Prêmio Nobel

Eu seria negligente se não lhe dissesse que a ideia da existência de relação entre alergias alimentares e comportamento é polêmica entre alergologistas e médicos. Mas tão logo se começa a forçar o pensamento, surgem questões como: por que será melhor acreditar que mofo, poeira e pólen causam corrimentos de nariz, congestão nasal e urticárias que acreditar que o leite faz a criança adormecer, ou que uma caixa de suco de morango no almoço a torna hiperativa à tarde, ou que flocos de milho a fazem perder o controle, chutar e cuspir na professora?

Muitos alergologistas acreditam que se deve reservar o termo "alergia alimentar" apenas às ocorrências em que o contato com determinado alimento ou substância resulta em sintomas imediatos ou logo observáveis como choque anafilático, urticária, diarreia ou dificuldade respiratória, todos denominados reações IgE (de imunoglobulina E, uma classe de antibióticos responsável por algumas reações alérgicas). Esse campo defende a posição da existência de indícios científicos inadequados (ou seja, de estudos grandes e controlados) que os alimentos podem de fato causar problemas comportamentais e psicológicos.

Outros veem essa opinião tradicional como demasiado limitada. Afirmam que falhas em alguns estudos deixaram de constatar uma relação entre alimento e comportamento (por exemplo, que não se deu às crianças uma dose grande o suficiente para gastar energia). Acreditam que, além dos sintomas físicos das alergias alimentares, imediatos e logo observáveis, outros sintomas retardados (reações IgG, ou imunoglobulina G) afetam qualquer parte do corpo, incluindo o sistema nervoso central. Baseiam a crença não tanto em grandes estudos, mas na observação das reações individuais de crianças aos alimentos. Escrevem sobre reações que ocorrem em qualquer período, de meia hora a vários dias após o consumo de determinados alimentos: irritabilidade, depressão, ansiedade, hiperatividade, perturbações na capacidade de concentração e comportamento desafiador e explosivo.

Segundo Doris Rapp, uma das primeiras alergologistas (junto com Benjamin Feingold, que merece crédito pelo exame pioneiro do impacto dos aditivos químicos no comportamento infantil) a levar essa questão ao conhecimento da população em geral, há motivos para se diagnosticarem as alergias retardadas a alimentos. No best-seller *Is This Your Child?* [Este é seu filho?], ela explica que algumas crianças com problemas de comportamento causados por alimentos não apresentam qualquer um dos sintomas (alergias, congestão nasal, espirros, urticárias), e que, portanto, os médicos não sugerirão testes (e, em minha opinião, compreende-se). Para complicar mais ainda, os testes formais para esses tipos de alergias alimentares às vezes se mostram bastante problemáticos, pois eles não são à prova de erro e podem dar falso resultado positivo e negativo. Mas, claro, só porque um exame para detectar uma doença não é à prova de erro, isso não quer dizer que a doença não exista.

Além disso, às vezes é difícil os médicos diagnosticarem as alergias retardadas a alimentos, por serem frequentemente variáveis e sobrepostas. Por exemplo, um dia uma criança pode reagir de forma horrível a um copo de leite, e no dia seguinte a mesma quantidade de leite provocar sintomas quase imperceptíveis. Como isso é possível? Doris Rapp descreve esse fenômeno de modo magnífico comparando uma criança com um barril cheio de fatores de tensão: mofo, poeira, pelo de gato, capim, vírus, bactérias, brigas na escola, pais que vivem discutindo, alergia e sensibilidade a alimentos, e assim por diante. Em um dia em que a reação ao leite é de fato séria, a criança alérgica também pode ter sido exposta a muita poeira, ao gato que dormia em sua cama e ao colega intimidador no ônibus, fazendo assim transbordar o barril. Em contraposição, no dia em que o leite provoca apenas uma reação branda, o barril talvez contivesse menos causadores de tensão, deixando à criança algum espaço para adaptar-se.

Outra complicação é que as alergias retardadas muitas vezes são alimentos que a criança ingere todo dia. Na verdade elas parecem mesmo ansiar por esses alimentos específicos, em grande parte como o alcoólatra anseia por álcool. Sei de uma garota que acordou no meio da noite ávida por leite, por exemplo. E também a mãe. As duas achavam normal acordar com essa necessidade. Conheci outra menina de faces rosadas que não podia viver sem flocos de milho no café da manhã, no almoço e no jantar. Toda vez que uma criança ingere o alimento problemático, ela tem uma temporária sensação de alívio. Quando o alimento deixa o sistema, a necessidade de consumi-lo torna a aumentar. O ciclo continua, com o comportamento e as emoções oscilando de um lado para outro.

Por fim, como já observamos, as reações comportamentais talvez não apareçam logo após a exposição, e às vezes se passam horas até aparecerem. Sintomas retardados como fazer xixi na cama ou ter um sono agitado, por exemplo, podem ocorrer muito depois do consumo do alimento. Devido a esse atraso, é difícil relacionar a substância prejudicial com o comportamento resultante.

Tudo isso me leva ao papel crucial que os pais desempenham na determinação de as crianças terem ou não alergias. Eles conhecem melhor que ninguém o comportamento do filho e têm capacidade de observar as flutuações em longos períodos depois que ingerem vários alimentos. Também podem levar em conta todas as variáveis que tornam difícil a diagnose de alergias a alimentos. Difícil, mas sem dúvida não impossível.

Lembro aqui um de meus pequenos pacientes, do qual as primeiras pessoas a cuidarem foram os avós. Essas excelentes pessoas não se dispunham a deixar pedra sobre pedra para tentar descobrir por que a criança era tão sensível e irritável, cansava-se em um minuto e subia pelas paredes no seguinte. Como ele tinha um arranhão na bochecha, descobri que era alérgico a vários alimentos, em particular milho. (Hoje, esse cereal encontra-se em quase tudo imaginável.) O dividendo para eles tem sido considerável. Como disse a avó: "Apenas *saber* por que ele se comporta assim já ajuda muito na maneira como cuidamos do nosso neto". Surpreendia-a sempre poderem identificar o comportamento descontrolado e explosivo da criança como resultado de alguma coisa com milho que ele ingerira.

Assim, em quem você acreditará se, depois da leitura deste capítulo, desconfiar de alguma alergia alimentar com impacto no comportamento de seu filho? Embora eu não diga que deva afastar por completo alguns dos grandes estudos segundo os quais não há indícios suficientes em apoio à ideia de que o alimento talvez afete o comportamento, também o advertiria para ter em mente que o projeto experimental é um campo complexo. Os grandes estudos envolvem a coleta de dados e o exame das médias. Essa avaliação faz sentido porque não gostaríamos que um estudo fosse influenciado indevidamente pelos pontos habituais de apenas alguns indivíduos, conhecidos como "marginais estatísticos". Mas tendemos a esquecer que esses marginais são de fato crianças reais, e que podemos aprender uma coisa de grande importância com o estudo do motivo dos pontos que os fazem se desviarem tanto da média. Essas crianças representam as árvores, não a floresta. Portanto, embora seja inteligente saber o que descobriram os grandes estudos, não devemos ser cegados por eles.

Indicações de alergia a alimentos

Existem mais sintomas relacionados às alergias a alimentos retardadas nas crianças do que se imagina. Relaciono abaixo alguns dos mais comuns que notei naquelas com quem trabalho. Examine a lista para determinar se algum deles se aplica ao seu filho. Deve desconfiar em particular se a criança exibe sintomas físicos e de comportamento.

Olheiras
Bochechas rosadas
Nariz entupido ou com corrimento
Problemas digestivos
Dores de cabeça
Cólica, quando bebê
Enurese

Baba excessiva
Depressão
Irritabilidade e oscilações de humor
Problemas para dormir
Ataques de fúria
Fadiga, às vezes extrema
Muitos surtos de choro e resmungo
Anseio por determinados alimentos
Dificuldades de aprendizado
Desatenção

Se você reconhece vários desses sintomas, precisa observar os alimentos que a criança consome. Embora possam ser alérgicas ou sensíveis a quase todo tipo de alimento ou aditivo, alguns dos principais responsáveis pelas alergias retardadas são:

- Aditivos (anilinas e corantes alimentares, BHA, BHT, gomas de mascar, lecitina, glutamato monossódico – MSG, adoçantes, benzoatos, nitratos, sulfatos).
- Aspartame (encontrado em muitos alimentos sem açúcar).
- Milho (encontrado no xarope de milho, no amido de milho, no açúcar de confeiteiro, em pães e flocos de milho).
- Ovo (encontrado em muitos produtos, incluindo os assados e industrializados).
- Corantes alimentares (encontrados em doces, sucos de fruta de caixinha, vitaminas).
- Leite (encontrado em iogurtes, queijo, creme de leite, sorvete, manteiga, margarina).
- Soja (encontrada em muitos alimentos industrializados).
- Açúcar (encontrado em diversos produtos, incluindo alimentos prontos industrializados).

- Trigo (encontrado em pães, cereais de caixa, alimentos prontos, cachorro-quente, frios)

Muitos outros alimentos e bebidas talvez contribuam para o temperamento explosivo da criança. Na verdade, qualquer substância pode desencadear o processo alérgico, incluindo coisas inócuas como canela, abóbora e banana. Tenha em mente, como já observei, que talvez haja mais de um alimento em questão. Por exemplo, uma criança pode ser sensível a leite *e* trigo.

Dieta da eliminação de alimentos

Assim, como determinar se seu filho sofre de reação retardada a um alimento em particular? Como eu disse, os testes de alergia a alimentos, sobretudo em alergias retardadas, não parecem ser uma ciência exata. Muitos alergologistas recomendam um diário alimentar como primeiro passo no processo, o qual deve ser usado pelos pais para mapear a ingestão de alimentos e o comportamento da criança durante várias semanas. Isso significa acompanhar tudo que ela come e bebe. Sugiro a compra de um caderno especial para anotar o alimento do dia a dia. Deixe bastante espaço para anotar observações e desconfianças que tiver, e tente ser organizado na apresentação do material, para que um alergologista possa entendê-lo depois, se necessário.

Todo dia, durante duas semanas, anote cada coisa que a criança come e bebe no café da manhã. Isso deve incluir detalhes específicos, como quantos copos de leite ou quantas torradas. Repare em quaisquer mudanças de comportamento ou físicas após a refeição. Se não houver mudanças, indique também. Faça o mesmo no almoço e no jantar. À medida que continuar esse trabalho, talvez veja surgirem alguns padrões. Fique atento aos alimentos que se repetem, pois com muita frequência é exatamente a esses que a criança pode ser sensível. Também perceba os alimentos que a criança pede, pois há uma tendência a ansiarmos por aquilo a que somos sensíveis. Talvez sejam sucos em caixas, geleias ou iogurte. Todos seriam considerados suspeitos se o filho ansiar por eles. Examine os ingredientes desses alimentos. Por exemplo, a maioria dos iogurtes contém não apenas leite, mas também xarope de milho. Na verdade, você ficará surpreso ao saber que milho e trigo aparecem, de uma forma ou de outra, em quase todos os alimentos industrializados, enlatados e preparados que seu filho consome. Talvez descubra que ele é calmo antes do café da manhã, mas após ingerir cereais com leite e açúcar se torna irritável. Desconfie de cada item, do próprio cereal, do leite, açúcar ou talvez mesmo de um corante ou aditivo, depois teste um por um.

Talvez queira informar à professora dele o que vem fazendo e perguntar-lhe se ela observa algum padrão no comportamento da criança. Se a criança piora de manhã ou após o almoço, por exemplo. Quem sabe possa até fornecer ao educador um formulário para preencher ao fim de cada dia. Talvez fique surpreso ao ver o quanto essa pessoa pode colaborar, pois também se interessa em manter seu filho calmo. Outra vantagem é que alguns professores dão maior folga ao aluno se sabem que se faz um esforço em casa para lidar com o problema de comportamento.

Após estreitar a lista de alimentos suspeitos, é hora de tentar a dieta de eliminação. Muitos alergologistas julgam-na um teste "padrão ouro". Funciona assim: retira-se cada item suspeito, um a um (*nota: não teste alimentos que já sabe que causam reações sérias*). Não o inclua na dieta de seu filho em qualquer forma durante quatro dias inteiros. (Embora o número de dias varie, muitos especialistas parecem concordar no período de abstinência de quatro dias.) Por exemplo, se testar o leite, a criança não deve tomá-lo; o mesmo se aplica a queijo, iogurte, sorvete ou qualquer produto derivado durante quatro dias inteiros. Lembre-se de que muitos alimentos industrializados contêm leite em forma de soro ou caseína, por isso leia os ingredientes no rótulo! Após o quarto dia, reintroduza o alimento em ampla quantidade quando puder acompanhar o comportamento da criança. Por exemplo, se fizer o teste para pesquisar leite, dê-lhe um copo grande de leite. Se testar ovos, um prato com vários ovos mexidos. Registre as observações no diário alimentar.

Depois de quatro dias sem o alimento, quaisquer sintomas serão mais visíveis que de hábito quando ele for reintroduzido. Às vezes o resultado é imediato: espirro, surgimento de urticária, bochechas vermelhas e assim por diante. Em outras, o sintoma aparece entre dez minutos e duas horas em forma de pesadelos, enurese ou diarreia. Se a criança não apresentar sinais acentuados nas próximas 24 horas, sem dúvida pode-se concluir que não é aquele alimento o causador dos problemas.

O que fazer se seu filho tiver uma reação forte e inesperada ao alimento

Lembre-se: não teste qualquer alimento que já sabe causar reações fortes em seu filho. Sinais como aperto na garganta, dificuldade para respirar, espirros, inchaço da língua, rouquidão e lábios ou unhas roxos indicam a necessidade de buscar imediata ajuda médica.

Opções de tratamento

Se a criança reage a um ou mais alimentos, você talvez precise simplesmente eliminá-los da dieta por várias semanas e observar o comportamento dela. A consulta a um alergologista disposto a conversar sobre o impacto que esses alimentos parecem exercer em seu filho também pode ser muito útil. É possível que ele ajude a confirmar suas suspeitas e sugira uma nova dieta.

Como saber se será bom trabalhar com determinado alergologista? Basta ligar para o consultório dele e falar para a secretária que tem um filho que anda passando por alguns problemas de comportamento e/ou outros sintomas de alergia e ver o que ela diz. Se responder como se fosse uma coisa normal, ótimo! Se agir como se parecesse julgar um pedido fora do comum ou sugerir que só se pode testar o alimento se houver sintomas tradicionais de alergia (como espirro e corrimento nasal), agradeça e procure outro médico. Também pode ser direto e perguntar: "O Dr. Smith tem muita experiência em testes para detectar alergias a IgG que resultem em problemas comportamentais de alergia em crianças?".

Claro, não é fácil manter uma criança afastada de alimentos como leite, trigo, ovos e milho. Algumas pessoas acreditam que as crianças podem superar certas alergias, mas as relacionadas a amendoim e frutos do mar jamais desaparecerão. Os especialistas em alergia alimentar James Brady e Patrick Holford, autores de *Hidden Food Allergies* [Alergias ocultas a alimentos], julgam ser possível, em alguns casos, as crianças ingerirem alimentos problemáticos após se abster deles durante três a seis meses. Deve-se reintroduzi-los com muito cuidado, porém, verificando ao mesmo tempo as reações. Se não houver reação, pode-se fazer o "rodízio" deles na dieta, o que significa que não devem ser consumidos com mais frequência que a cada três dias. *Nota: isso não se aplica a alimentos que provocam reações sérias. Jamais se deve tentar reintroduzi-los na dieta do filho, a não ser que ele esteja sob supervisão de um médico.*

Portanto, há esperança de que a criança não seja privada para sempre dos alimentos favoritos, e recomendo com todo empenho que você faça uma pesquisa muito mais extensa sobre o tema que o que consta neste capítulo. Existem muitos livros sobre alergias imediatas e retardadas a alimentos, e muitos alergologistas (incluindo os pediátricos) têm viva compreensão da ligação entre comportamento e dieta. Saiba também que a indústria de alimentos que não causam alergias está em pleno desenvolvimento. Você talvez se surpreenda com a abundância desses produtos nos supermercados e na internet.

Disciplinando uma criança alérgica

Como se disciplina uma criança explosiva que sofre de alergias? Se a alergia é a poeira, pólen ou pelo de gato, o uso da medicação certa ou de vacinas e a retirada dos agentes causadores do ambiente muito fazem para ajudá-lo a argumentar com um filho. Se ele se descontrola por completo devido a um alimento, não se pode atribuir-lhe toda responsabilidade por esse comportamento, sobretudo se é muito jovem. O importante é tentar manter-se calmo e tranquilizar a criança. Claro, assim que se convencer de que determinado alimento provoca reação negativa, você deve eliminá-lo da dieta.

Não espere que todos os padrões de comportamento negativos de seu filho, como choros e queixas, sumam logo após a retirada do alimento. Porém, deve ser mais fácil discipliná-lo e argumentar com ele. Dependendo da idade da criança, é importante explicar a ligação entre alimento e comportamento, e informá-lo de que deve começar a sentir-se melhor com essa eliminação.

Por fim, muitas crianças explosivas afetadas por alimentos se metem em encrenca na escola e em casa a vida toda por motivos além de seu controle. É frequente se sentirem como "o menino mau da família", como uma delas me disse há pouco tempo. Em casos assim, talvez seja recomendável levar a criança a um psicólogo que a ajude a recuperar a autoestima.

Importa lembrar que nem todos os problemas de comportamento explosivo são causados por alergias e nem todas as alergias resultam em comportamento explosivo. Assim, mesmo descobrindo-se interessado e empolgado com a perspectiva de ir a um alergologista ou tentar a eliminação de alimentos da dieta, você deve continuar a ler este livro. Várias outras causas de comportamento explosivo serão discutidas a fundo nos capítulos restantes. Contudo, não se pode subestimar a importância de determinar se a criança explosiva sofre de alergias. As reações alérgicas não apenas se manifestam como conduta explosiva, ansiedade, depressão, problemas de atenção e comportamento opositor, mas também ocorrem além desses problemas, tornando-as substancialmente piores. Lidando com as alergias como parte do cuidado geral do filho, você tem uma boa chance de tratar com mais facilidade dos outros problemas.

Declarações de pais sobre alergias a alimentos e comportamento

Vimos o comportamento de nosso filho mudar 180 graus. Chamamos isso de dieta milagrosa. Agora sabemos o quanto o comportamento dele é afetado pelos alimentos que consome. Sabemos que se comer cereal como lanche, teremos de tirá-lo de casa algumas horas depois. Não fazíamos ideia do grau de sensibilidade enquanto não fizemos a dieta de eliminação... Antes disso, ele era impulsivo, não parava quieto, tinha dificuldade para dormir, hábitos intestinais irregulares, enurese, ataques de raiva seguidos de choro, olheiras e dificuldade para concentrar-se. Seguindo esse novo plano alimentar (trabalhamos com um alergologista que entende a ligação dieta-comportamento), o menino é hoje uma criança diferente. Foi um salva-vidas para todos nós.

Nosso neto veio morar conosco aos três anos e meio. Embora o amássemos do fundo do coração, era muito mais do que prevíamos. Tinha acessos de raiva, mau humor, testava constantemente nossos limites... vivia em perpétuo movimento. Fizemos modificação de comportamento e uso de consequências e tivemos algum sucesso, mas seis meses depois começamos a experimentar a dieta, e o comportamento do menino mudou de forma sensacional. É agora muito mais fácil de controlar, um típico menino de quatro anos – não perfeito, mas controlável. A dieta operou maravilhas na criança.

4

NÃO GOSTO DE REGRAS

Sugeri no Capítulo 1 que pais, professores, médicos e profissionais de saúde mental fazem muita confusão com os termos "desafiador" (também conhecido como "opositor") e "explosivo". Meu objetivo principal é esclarecer o assunto.

Primeiro, permitam-me fazer uma proposta lógica: nem todas as crianças explosivas são desafiadoras, assim como nem todas as desafiadoras são explosivas. Mas o fato de essas duas categorias de comportamento infantil poderem sobrepor-se – e sobrepõem-se – causa confusão geral. A tendência entre muitos dos meus colegas, hoje, é dizer que todas as crianças que têm explosões crônicas são desafiadoras. Errado, claro, como vimos com Steven e Henry no Capítulo 1.

Trata-se de uma confusão honesta, porém me faz ampliar mais os termos para podermos ver com clareza as diferenças entre as crianças explosivas e os colegas que explodem por outros motivos. Ajuda muito, nesta conjuntura, comparar as crianças desafiadoras com os colegas que explodem devido a questões de roteiro e transição, por ser tão comum confundir as crianças "presas" a roteiros mentais como desafiadoras. Contudo, a prudência também recomenda ter em mente que qualquer criança que explode muitas vezes tem chances de ser diagnosticada como desafiadora. Isso se aplica às crianças que examinamos até agora, incluindo as que sofrem de sensibilidades alimentares e de alergias ambientais. Na verdade, é necessário identificar quem é desafiadora e quem não é, e, quanto mais rápido se fizer isso através do contato com elas, melhor.

Toda criança explosiva é supersensível a alguma coisa – por isso ela explode. As desafiadoras têm delicada sensibilidade à diferença de poder entre crianças e adultos. O comportamento desafiador e as explosões fazem parte da tentativa de fechar a lacuna do poder.

Olhemos Roland, que acabava de completar quatro anos quando o conheci. A professora dele enviou-me o seguinte bilhete:

> Quando fica furioso, fecha o punho e me dá socos. O esporte favorito dele é esgueirar-se atrás de mim e tentar me dar uma rasteira e assim me constranger. Quando o coloco de castigo, ele cospe em mim e ri da minha cara até eu soltá-lo. Se não o faço com bastante rapidez, ele começa a jogar cadeiras e virar mesas.

Quero que você se concentre em dois aspectos do comportamento de Roland, pois são fundamentais para identificar as crianças desafiadoras. O primeiro é a disposição para batalhar com os adultos. As crianças desafiadoras são conhecidas por discutir, recusar-se a obedecer mesmo aos mais simples pedidos, e dispor-se a mostrar que não podemos mandá-las fazer nada. A mãe de Roland pode contar que, se alguém disser "Você precisa respirar", ele prenderá a respiração até desmaiar.

O segundo aspecto do comportamento desse menino que desejo que você leve em conta é o impulso para conseguir o que quer, e quando quer. Discute, exige, ameaça e, quando as exigências não são atendidas, explode. A mãe diz que as explosões são o método que ele usa para punir quando não consegue o que quer. Pense nessas explosões como retaliação e terá entendido a história.

Assim, vamos comparar a explosão de uma criança desafiadora aos olhos do observador *versus* a maneira como uma criança com problemas de roteiro preestabelecido e transições explode.

- A explosão relacionada a roteiro não é planejada, mas muitas vezes frenética, e parece instantânea porque a criança teve o senso de segurança ameaçado e não está em alerta máximo – como se alguém ligasse um interruptor.

- A maioria das crianças que explode por questões de itinerário mental, transições e outros fatores relacionados à ansiedade gostaria de poder mudar por não se sentir bem após a explosão. Tão logo chegam à faixa dos seis, sete anos, tomam consciência de que os colegas os evitam (muitas vezes queixam-se: "ninguém gosta de mim na escola"), embora tenham pouca intuição de que isso se deve ao fato de explodirem, frustram-se com muita facilidade, e simplesmente não têm tanta graça assim. À medida que ficam mais velhas, as crianças às vezes começam a perceber que os colegas fazem com tranquilidade coisas que elas hesitam ou temem fazer e nas quais outros em geral deitam e rolam com menos esforço. Em contrapartida, as crianças opositoras se veem como combatentes pela liberdade no mundo infantil. Na verdade, não querem a mudança porque se julgam em uma luta justa contra o mundo adulto por poder e controle. Muitas vezes têm vigor físico e emocional, e quando se aproximam da puberdade costumam ser populares com os colegas devido à bravura contra os adultos. É comum crianças opositoras provocarem crianças sensíveis para fazê-las explodir, por pura diversão.

- As crianças com problemas de roteiro muitas vezes sentem grande remorso e arrependimento pelas explosões, em particular as mais novas, que buscam perdão. No mínimo, admitem que foi errada a maneira como agiram. Os desafiadores tendem a acreditar que pouco têm do que se desculpar, e argumentam sobre o assunto de forma implacável.

- As crianças desafiadoras podem mostrar-se hostis com mais frequência em relação às explosões de roteiro. Ser do contra nem de longe chega a desgastar tanto quanto ser explosiva. Em muitos aspectos, podem explodir determinado número de vezes por dia, ao passo que praticamente não há limites ao número de vezes que a criança opositora pode ser do contra.

- À medida que envelhecem, as desafiadoras tendem a exibir mais atitudes com esse pico, pouco antes de terem idade suficiente para conseguir permissão para dirigir um carro. (É surpreendente ver como essas atitudes diminuem tão logo se informa à criança que ela não tem chance de pegar na direção.) Em contraposição, as crianças com problemas de roteiro não se mostram necessariamente tomadoras de atitude. Podem falar baixo e com certa timidez perto dos outros, embora não se trate de uma regra inflexível. Muitas vezes permanecem passivas até se verem diante de um fato ou transição inesperados, quando o interruptor é ligado e elas explodem.

- As crianças com problemas de roteiros mentais e transições buscam a rotina em todos os aspectos da vida. Quando jovens, às vezes mostram sensibilidade extrema na hora que *deve* ser a do banho, no modo como se *deve* cortar um cachorro-quente e quantos beijos e abraços *devem* receber na hora de dormir. Querem desesperadamente que tudo permaneça estável, estando cercadas pela saudável rotina e pela mesmice. Em comparação, as desafiadoras/opositoras adaptam-se às flutuações na rotina com relativa facilidade.

- A maioria das crianças de famílias saudáveis, funcionais, habitua-se a uma rotina com poucos desvios diários. As de roteiros tendem a ficar estáveis quando cercadas por rotina e uniformidade. As crianças desafiadoras são do contra mesmo quando tudo na família vai muito bem, embora as tensões em casa sem dúvida os tornem piores.

- Explosões e ataques de raiva de roteiro ou transição não constituem de modo nenhum uma decisão consciente ou uma estratégia de batalha – são reações a fatos imprevistos. Essas crianças muitas vezes contêm as emoções com muito esforço, a fim de parecer calmas, mas a ansiedade com os fatos ou transições inesperados e os temores pela segurança ainda tiquetaqueiam como uma bomba no interior. As crianças opositoras e desafiadoras passam muito tempo planejando como combater os poderes existentes, e com frequência não se preocupam em refrear sentimentos e emoções.

- As crianças com problemas de roteiros previstos e transições às vezes parecem tão rápidas e desafiadoras quanto as que dizem "não!" quando você faz um pedido ou dá uma ordem.

Contudo, fazem isso para preservar o senso de segurança, pois, para que permaneçam calmas e se sintam seguras, tudo deve desenrolar-se como previsto. Em contraposição, as desafiadoras dizem "não!" porque desejam equiparar-se aos adultos na hierarquia de poder, e irão longe para prová-lo.

Sua última ferramenta para determinar se uma criança explode por desafio ou por questões relacionadas ao roteiro mental é observar de perto como ela lida com situações inesperadas.

As causas do comportamento opositor

Agora que examinou as diferenças nas explosões, talvez você ainda questione quais são as causas do comportamento desafiador. Na verdade, ninguém sabe ao certo. Acredito que se trata, no fundo, de personalidade, o temperamento com o qual a criança nasceu. Esse comportamento não é causado pelos erros típicos dos pais e por lapsos que todos cometemos – uma grande preocupação dos pais da maioria das crianças hostis e desobedientes, por tantas vezes verem o comportamento dos filhos como reflexo do próprio comportamento. Digo isso porque, com o passar dos anos, vi muitas crianças desafiadoras rasgando tudo em casa, mas que tinham irmãos ou irmãs bastante agradáveis como companhia. Todos são educados na mesma família, em casos típicos até na mesma casa, seguindo as mesmas regras e padrões, mas uns vão para um lado, e outros, para outro.

Sem dúvida, as questões sobre o motivo de as crianças se tornarem o que são não deixam de ser interessantes, e obtemos de todos os lados possíveis as dicas sobre as causas. Por exemplo, meninos ou meninas mais inibidos têm olhos azuis e corpo frágil, ao passo que os mais desinibidos têm cabelos castanhos e corpo robusto.

Embora apontem na direção da genética, os genes não contam a história toda. Isso se aplica em particular quando falamos de comportamento "do contra". Não podemos ignorar o mundo interno da criança – como ela pensa – na busca das causas dessa conduta. Por exemplo, em comparação com colegas de maneiras mais brandas, os meninos de comportamento mais desagregador inclinam-se a imaginar soluções agressivas para resolver problemas com os outros. Também se mostram mais capazes de entender dicas sociais e tendem a atribuir intenção hostil aos demais, quando, na verdade, não existe.

Fatos como esses mostram a imensa complexidade do comportamento humano e dão pistas de como as forças ambientais, comportamentais e cognitivas interagem para criar um comportamento desafiador ou explosivo. Os leitores que buscam uma explicação fácil para o motivo de as crianças explodirem ou agirem de forma hostil ficarão decepcionados.

Quando se pensa no porquê de as crianças opositoras agirem como agem, é melhor examinar o comportamento delas em vários contextos. Poucas dessas crianças agem da mesma forma em diversos ambientes.

A criança desafiadora em casa

Para as crianças desafiadoras na idade abordada neste livro (de três a dez anos), a casa é onde ocorrem as maiores e mais frequentes explosões. Isso não quer dizer que jamais extravasem na escola ou nas lojas, porque é óbvio que o fazem. Na verdade, são famosas por discutir com os professores desde a tenra idade (discutem com qualquer um cujo trabalho seja cuidar delas). Mas, como eu disse, poupam o melhor para aqueles que mais as amam. O que exibem em público constitui apenas uma fração do que ocorre em casa.

Conheci, literalmente, centenas de crianças com três, quatro e cinco anos que batem nos pais, chutam portas e paredes e tentam de outro modo destruir a casa, mas se mostram companhias simpáticas e meigas se as imaginarmos em meu consultório ou em algum outro cenário. Não se surpreenda se vizinhos, amigos e parentes acharem difícil acreditar que seu filho é desafiador.

Também passei por muitas situações em que um dos pais fez um vídeo ou gravou um áudio de uma criança em explosão doméstica. No consultório, um garoto de nove anos, Clay, podia servir de modelo de uma criança feliz: cabelos ruivos brilhantes, sardas, olhos azuis faiscantes e boa disposição. Mas vi a fita com ele chutando a porta e ameaçando destruir a câmera de vídeo da mãe se cumprisse a ameaça de me mostrar a gravação de como ele agia em casa. Tudo isso começou após a mãe recusar-se a deixá-lo ficar acordado até tarde jogando *video game*, porque tinha de levantar cedo para viajar no dia seguinte.

Demorarei um pouco para entrar nas técnicas específicas para lidar com uma criança desafiadora, mas neste ponto direi com toda ênfase que se devem traçar as linhas de batalha em casa. Ali é o primeiro lugar onde uma criança desafiadora tem de enfrentar o fato de que é uma criança e não é igual aos pais ou outros adultos. É o primeiro lugar onde deve aprender a obedecer à família e aos padrões sociais, e também entender que se recusar a fazê-lo terá certos custos. Os pais que não se dispõem a entrar nessa batalha em casa quando o filho começa a exibir comportamento opositor, a longo prazo, não estarão fazendo favor a ninguém, incluindo à criança.

A criança desafiadora na escola

Os professores da pré-escola, do jardim de infância e do ensino médio dirão a você que uma das características das crianças desafiadoras é recusar-se a fazer o que todas as outras na sala fazem sem dificuldade, ao que parece apenas pelo prazer de recusar-se. Discutem com as pessoas encarregadas de sua educação por questões insignificantes, como o motivo de precisar ficar na fila, de ter de sentar-se na hora de formar o círculo ou quantos biscoitos devem receber na hora da merenda. Discutem, na verdade, sobre tudo, na tentativa de fazer educadores e pais jogarem as mãos para cima e dizer: "Tudo bem, faça como quiser!". É precisamente o que qualquer criança desafiadora espera ouvir dos adultos em volta. Quando não se diz isso, ocorre a explosão, em uma tentativa de impor a vontade.

À medida que as crianças desafiadoras ficam mais velhas, muitas vezes exibem essa atitude na escola, enfrentando professores ou administradores quando têm certeza de que os colegas estão olhando. Podem ser de uma rapidez surpreendente nas atitudes de indiferença com os mestres, usando frases como "E daí?" ou "Tanto faz", a fim de informar-lhes que não poderiam ligar menos para o que o educador diz.

A criança desafiadora em público

As crianças desafiadoras neste livro ainda não chegaram ao ponto do desenvolvimento em que gostam de exibir o dedo médio erguido nas ruas. Algumas que mal passaram dos dez anos começam a fazê-lo. Todos já vimos os meninos magrelas, na puberdade, parados diante do *shopping* fumando cigarro, esforçando-se para parecer durões, xingando e fazendo o possível para fazer-se notado pelas garotas ou intimidar os colegas mais tímidos. Na maioria, porém, os de três a dez anos continuam crianças e não fazem essa exibição pública de desprezo às regras.

Isso não significa que seja necessariamente agradável levá-los às compras. Os pais dessas crianças podem contar muitas histórias de discussões em lojas, ou de faniquitos quando não conseguem o que querem. Mais uma vez, as crianças desafiadoras não se sentem mal nem com remorso, pois veem a contestação aos pais como um desavença entre iguais.

A criança desafiadora e os colegas

Como sugeri antes, as crianças desafiadoras/opositoras seguem um rumo interessante à medida que ficam mais velhas. Entre o jardim de infância e a terceira série, aproximadamente, os outros muitas vezes se mantêm distantes e os rotulam de "crianças más". O pensamento expressa mais ou menos o seguinte: se sou seu amigo e você explode e bate na professora todo dia, ela talvez pense que também sou uma criança má.

Isso começa a se alterar na quarta, quinta série, e muda de forma ainda mais drástica da sexta à oitava série. Se duvidar dessa progressão, converse com uma garota de catorze anos e pergunte se ela prefere os meninos "maus" ou os "bons". As meninas nesse grupo de idade respondem que os meninos "bons" (bons alunos e/ou metidos em esportes de equipe e/ou de aparência alinhada) são chatos. Claro, é uma das piores coisas que uma garota pré-adolescente ou na puberdade pode dizer de qualquer rapaz interessado nela.

Admira-se, então, que tantos meninos desejem exercitar o ego tão logo se aproximam da puberdade? Se quiser ver exemplos, vá a qualquer *website* em que os pré-adolescentes postam informações sobre si mesmos. Veja os apelidos que usam e as poses que fazem nas fotos: maus até a alma.

Conversa com uma criança opositora

Certa vez trabalhei com um garoto de mais ou menos dez anos que passara a bater na mãe, cansada, sobrecarregada de trabalho, e nas duas irmãs mais novas. Ele sempre conseguira fazê-la entrar em extensas discussões e aprendera que ela recuava e deixava-o impor sua vontade para não entrar em outro bate-boca ou explosão. Independentemente do que lhe dizia ou pedia para fazer, a primeira pergunta dele era: "Por quê?". A mãe então tentava explicar, ao que, sem variar, o filho respondia: "Isso é idiotice". E ela mordia a isca toda vez. Disse a ela mil vezes para deixar de explicar-se e não se preocupar se o filho gostava ou concordava com suas posições maternas em vários assuntos.

– Você é o quê? – eu perguntava. – E ele é o quê?

– Eu sei, eu sei, eu sei – ela respondia. – Eu sou a mãe e ele é o filho.

No consultório, certo dia, quando falávamos do comportamento recente do menino, ele tentou pegar a bolsa dela e tirar o jogo eletrônico portátil. A mãe trazia-o guardado por saber que não permito jogos eletrônicos no consultório. (Os garotos que os usam na sala de espera passam os primeiros vinte minutos na sessão de terapia respondendo "não sei" a tudo que pergunto, devido ao nevoeiro cerebral em que o brinquedo os mergulha.) Como ela não o deixou pegar o jogo, ele fechou o punho. Nossa conversa saiu mais ou menos assim:

Eu: Sente-se e acalme-se. Não haverá pancadas em meu consultório.

Ele: Por quê?

Eu: Porque são as regras aqui.

Ele: Regras estúpidas.

Eu: Pode pensar o que quiser, mas são as regras. Por favor, sente-se.

Ele: Bem, e se eu não quiser me sentar?

Eu: Sem dúvida você tem liberdade para ficar em pé a sessão toda se quiser. Lembre apenas que não é permitido qualquer

tipo de pancada em meu consultório, e você jamais poderá bater em sua mãe e ficar impune.
Ele: Eu podia chutá-la. Chutar não é bater. É chutar.
Eu: Qualquer das duas coisas lhe custará caro.
Ele: E se eu chutar mesmo assim?
Eu: Então com certeza acabará de castigo o fim de semana todo e perderá o brinquedo. Muito simples.
Ele: E se eu bater em você?
Eu: Como eu disse, um fim de semana chato com certeza.

Já se vê aonde isso levaria. Como a maioria dos garotos opositores, ele sondava, à procura de indícios, para saber se era seguro sair em busca de uma vitória hostil ou se devia recuar. Embora não se possa saber apenas pela leitura de minhas palavras, meu comportamento com o garoto durante todo o resto da sessão continuou autêntico e direto quanto às consequências para as quais ele se encaminhava se tomasse uma má decisão. O menino me olhava como um gavião, e pareceu-me que não sabia bem o que fazer comigo, pois eu não o deixaria me arrastar para uma discussão acirrada, o que, com as crianças desafiadoras, constitui o trampolim para uma explosão.

Preparando-se para trabalhar com um filho opositor

A primeira regra que se deve aceitar ao trabalhar com uma criança opositora de qualquer idade, seja pai, professor ou terapeuta, é que não se pode levar para o lado pessoal o comportamento dela e deixá-la entrar em um teste de vontade com uma cascata de berros e gritos. Os pais, professores e terapeutas agredidos muitas vezes agem com demasiada força ou irracionalidade, e nada de bom resulta da situação. No momento em que você se sente atraído a uma batalha de gritos com uma criança, já perdeu. O calor o transporta direto ao terreno da criança hostil. Põe você no lugar exato que ela deseja, pois pretende empurrá-lo para uma luta. Tão logo começa a discutir, todas as fantasias dela com a derrota dos adultos entram em ação, e o menino, ou menina, discute o dia todo, e a noite toda também, cada vez mais perto da explosão enquanto você continuar a falar.

Em vez de levar a coisa para o lado pessoal quando uma criança entra em comportamento de oposição, você deve manter uma atitude calma e direta, que aponta para ela a direção certa. Ao fazê-lo, também deve oferecer claras alternativas que talvez a ajudem a não se meter em encrenca.

Deve-se usar uma forma calma e direta para convencer a criança de que ela não tem chance de receber reforço ou recompensa por ser opositora. Esqueça barganhas ou sermões. A primeira tática ilude a criança e a leva a pensar que é igual a nós, talvez ficando na crença de que todos os adultos devem barganhar com as crianças. A segunda a induz ao ponto em que tudo que ela vê são seus lábios batendo, porque não presta a mínima atenção às palavras que lhe saem da boca.

A obtenção de controle sobre uma criança desafiadora

Comecemos com as crianças mais novas que vêm apresentando aspectos de comportamento desafiador, as da faixa dos três, quatro, até quatro anos e meio. O motivo dessa divisão etária específica é porque as crianças que acabam de passar dos quatro anos e meio podem, em geral, ser tratadas de forma verbal mais madura que crianças abaixo dessa idade. Em todos os aspectos, é melhor conhecer seu filho, ou as crianças com quem trabalha, e usar técnicas que elas consigam entender logo.

Com esse grupo de idade inferior, deve-se dividir o mundo dos meninos ou meninas nas dimensões de "grande" e "pequeno", em muitas das diretrizes discutidas no Capítulo 2. Habitue-se à ideia de que você tem de se tornar repetitivo com a criança. Dada a tendência de as crianças opositoras tentarem ignorar pais e outros adultos, deve-se repetir sempre que a única maneira de obter acesso às coisas boas é agindo como "gente grande". Isso significa não explodir, não dar faniquitos revoltantes, não bater portas nem chutar paredes ou pisotear brinquedos, nem ataques, nem pancadas.

Embora eu hesite sempre em punir as crianças que explodem devido a problemas com roteiro preestabelecido e faço o possível para evitar isso, tenho diferentes crenças relacionadas às desafiadoras, com base em anos de contato com elas. É muito importante uma criança opositora aprender cedo que teimosia e resistência à autoridade parental logo resultarão em consequências das quais ela na certa não gostará. Não use repetidas advertências nem sermões, pois podem impedir que a criança faça a ligação entre comportamentos negativos e suas consequências.

Muitos pais, é compreensível, ficam confusos sobre quando e por quanto tempo tirar alguma coisa. A regra básica é tirar apenas o necessário para repreender o filho e mantê-lo pela mesma duração de tempo. Mas deve-se estar disposto a conseguir atenção dele. A consequência para um comportamento muito negativo pode ser a perda de brinquedos e atividades favoritos por períodos que vão de mais ou menos uma hora a um dia inteiro, dependendo da gravidade da conduta e da rapidez com que a criança aprende a exibir um comportamento mais aceitável. Por exemplo, os únicos brinquedos disponíveis para a criança hostil que não age na "área de gente grande" são objetos que não oferecem qualquer valor real de diversão – dois Legos, um carrinho velho ou uma boneca pela qual não se interessam mais. Se seu filho empinar o nariz e perguntar: "Só tenho isso pra brincar?", você atingiu o objetivo – agora tem a atenção que desejava dele.

Se isso não funcionar, pode-se intensificar o processo, indo mais fundo na lista de reforços da criança. As crianças mais novas têm uma sensibilidade particular ao tempo de que dispõem para ir para a cama e veem isso como um sinal de "grandeza", maturidade. Se você a obriga a deitar-se uma hora mais cedo, porque ela não age como gente grande, com certeza atrairá atenção. Do mesmo modo, as mais jovens são sensíveis e orgulhosas das roupas que vestem. Camisas, sapatos e calças preferidos devem sempre estar disponíveis como "trajes de gente grande", coisa que terão de abandonar por roupas mais simples e velhas quando não exibirem um comportamento adequado. Também na lista de coisas que podem ser perdidas, inclua o acesso a merendas favoritas, TV e vídeos, saídas, encontros para brincar com amigos, e em essência qualquer outra atividade da qual se saiba que a criança gosta.

Usam-se ainda técnicas semelhantes, mas modificadas, com as crianças de mais de quatro anos e meio. Por exemplo, se você deixa seu filho ver TV ou vídeos, ele criará uma série de favoritos, dos desenhos animados ao canal de meteorologia. Limitar o que uma criança de seis anos pode ver na TV ou em DVD ao Teletubby ou Barney chamará atenção dela: "Lamento. É só o que você verá enquanto não agir direito".

Quando lido com as de nove ou dez anos, sempre observo que a perda de privilégios na verdade não constitui um castigo. Ao contrário, mostra-lhes o quanto perderam com base no comportamento. A retirada de privilégios é a tentativa dos pais de informar à criança que nenhuma das coisas boas é livre e que o acesso a atividades e coisas desejadas tem relação direta com a conduta.

Obter atenção de um filho dá a ele a oportunidade de retornar a um comportamento aceitável tão logo possível e aprender desde cedo que os melhores reforços se reservam aos melhores esforços. Muitos dos garotos mais velhos com os quais trabalho alimentam a curiosa crença de que o comportamento e os "feitos" marginais deram-lhe acesso a um nível de privilégios que a maioria dos pais foi criada para acreditar que fossem reservados aos indivíduos de alto desempenho. Trata-se de um problema de conflito de gerações, se algum dia existiu algum. A maioria dos pais com quem trabalho foi educada segundo a ideia de que tudo é dado por merecimento. Mas hoje muitas crianças e adolescentes acreditam que devem ganhar jogos eletrônicos e celulares caros apenas pedindo. Se permitirmos que os menores tenham acesso às melhores coisas durante o pior comportamento, estaremos ensinando a eles que a má conduta deve e será recompensada.

Agora chegamos às coisas boas

Embora seja fundamental falar para as crianças desafiadoras o que elas perderão se não se comportarem de forma adequada, é de vital importância – e muito mais divertido – não deixar de lembrar-lhes o que ganharão por se mostrarem "grandes" e por agirem com "maturidade". (Lembre-se de escolher as palavras com cuidado, a depender da idade do filho.) É aí que você usa o senso de humor mais uma vez. Informar à criança tudo que se ganha por abandonar o comportamento opositor e hostil raras vezes deixa de resultar em mudanças de conduta se você o informa o que de fato pretende fazer. Vou lhe mostrar como.

Certa vez trabalhei com uma garota de sete anos que dava dramáticos faniquitos em casa quando não faziam o que desejava. Não tinha problemas relacionados a roteiro e transições nem parecia ansiosa. Os pais a descreviam como tendo "nove, quase treze anos", astuta e manipuladora além da idade, com personalidade forte e aguda disposição para enfrentar os adultos. Todos os indícios eram de que usava as explosões como estratégia para conseguir o que queria quando as tramas iniciais não funcionavam.

Quando a conheci, pareceu-me que lera o manual de oposição que muitos adolescentes leem: sentava-se no sofá na sala de espera com os braços cruzados, uma carranca de fúria no rosto, cabisbaixa. Recusava-se a apertar-me a mão quando eu a cumprimentava. Uma vez, sentada com os pais no consultório, continuou a resistir a olhar-me nos olhos, mas fazia um grande estardalhaço ao revirar os dela sempre que a mãe e o pai diziam alguma coisa da qual não gostava. Quando tentei fazê-la falar, ela soltou:

– Não sei.

Tenha em mente que se tratava de uma menina tida como bastante popular entre os colegas da mesma faixa de idade, embora tendesse a ficar com a turma das "populares" e fosse, como disse a mãe, "uma verdadeira esnobe com as colegas tímidas". Interessava-se definitivamente pelos meninos, e uma das primeiras coisas sobre as quais se abriu no consultório foi a fúria por não poder usar o celular.

Permaneci neutro em relação a ela na primeira sessão. Queria observar como interagia com os pais e comigo. Concluí que os dois descreviam o comportamento da filha de modo factual, pois via como a menina nos tratava (a eles e a mim) no consultório. Ficou claro que ela se dispunha a ignorá-los e a mostrar notável rudeza com qualquer um que julgasse tê-la contrariado, até eu.

No segundo encontro, falei que era hora de termos uma conversa (com a participação dos pais) para ela entender como eu pretendia trabalhar e aprender que tipo de coisa esperava dizer a eles. Disse-lhe que nossa discussão seria amistosa e honesta, e ofereci-lhe um refrigerante, em uma tentativa de mostrar-lhe que de fato queria deixá-la à vontade. A menina continuou resistindo a olhar-me nos olhos e recusava-se a interagir de forma educada. Vi isso muitas vezes em crianças que tratei e que, se fossem bastante rudes ou não falassem, eu virava-me para os pais e falava: "Sinto muito, fui derrotado. Não há mais necessidade de contato".

Como procedimento típico, digo às crianças que agem como essa menina opositora que tenho boas e más notícias, e pergunto o que desejam ouvir primeiro. Nesse caso, ela disse preferir as más antes, o que eu lhe disse julgar uma boa ideia. Prometi-lhe que não ia agradar-lhe, mas pedi que continuasse comigo porque ia ficar muitíssimo feliz com as boas. Comuniquei-lhe que ia examinar as coisas que os pais podiam fazer para repreendê-la se ela não mudasse de conduta. Mas dei um jeito de fazê-la entender que na verdade não gosto de castigos, e é meu trabalho ensinar às crianças a agir e comportar-se de modo que raras vezes sejam castigadas. Expliquei que os tipos de perdas sobre as quais falaria com os pais só ocorreriam se fosse necessário atrair sua atenção. Seriam coisas como hora de dormir, perda de acesso a bens e atividades favoritas, roupas preferidas, produtos eletrônicos, merendas, sobremesas, privilégios no telefone e no computador e assim por diante. Falei-lhe da garota sobre a qual escrevi em *The Defiant Child*, tão teimosa em relação a mudanças de comportamento que os pais tiveram de esvaziar todo o quarto dela. Quando terminei minha lista de possíveis perdas, perguntei se achava que os pais chegariam a esse ponto. Ela respondeu ter certeza de que sim, pois se sentiam infelizes com seu comportamento. Pedi a ela que solicitasse aos pais que dissessem até onde se achavam perto de usar medidas drásticas. Quando a menina perguntou, eles responderam que faltava apenas a distância de um fio de cabelo.

Assim que liquidamos esse assunto, comuniquei que chegara o momento de expor a todos a maneira como prefiro trabalhar com as crianças da idade dela. Expliquei, como faço com a maioria das crianças opositoras, que sabia que seria difícil tentar mudar o seu comportamento, e que jamais pediria a uma criança para trabalhar tanto sem recompensá-la muito bem pelos seus esforços. (É aí que de repente a criança desafiadora me olha nos olhos.) Também disse que não gostava de pequenas recompensas, mas das grandes, após o que me lancei nos tipos de coisas que tentei dar a meus próprios filhos quando eles agiam da forma como deviam.

Por exemplo, lembrei-lhe que a primavera e o verão se aproximavam, e dei-lhe a típica lista de atividades a que ela talvez pudesse ter acesso com um bom comportamento. Disse que seus pais podiam providenciar-lhe a ida a Busch Gardens, gigantesco parque de diversões na cidade próxima de Williamsburg, Virgínia, com vários amigos. Ou a mãe e o pai podiam pegar esses amigos e levá-los ao cinema, onde nem teriam de sentar-se junto deles – e sim várias filas além, comer pipoca, tomar bebidas e divertir-se longe dos adultos. Comuniquei-lhe que podia ir com a mãe passar um dia fazendo compras no *shopping* de Norfolk, Virgínia, e tomar um fantástico lanche por lá.

A menina ficou, como tantas crianças opositoras, surpresa e emocionada com a perspectiva de ser tratada desse jeito. Admitiu que agia assim em relação a mim porque julgava ter sido trazida ao consultório para ser castigada e ficara furiosa. Tinha muita consciência de que seu recente comportamento com os adultos não excluiria castigo.

Perguntei-lhe de brincadeira qual conjunto de métodos queria que usássemos para ajudá-la a fazer as mudanças que os pais julgavam necessárias: queria que eles retirassem tudo ou preferia ganhar recompensas legais? A resposta foi enfática. Queria os prêmios.

Ficou radiante e excitada quando concluímos a conversa, mergulhada, claro, na ideia de como melhorar a conduta com base na promessa, segundo disse, de ser tratada como "tão grande".

Se você tem dúvidas quanto ao uso de grandes recompensas, não está sozinho. Muitos pais me dizem que querem mudanças nos filhos porque é o que eles devem fazer. Não têm de ser subornados para isso. Compreendo essa posição e sempre respondo que, se as crianças mudassem com base nesse argumento moral, não estariam sentadas em meu consultório. Além disso, é rara a criança de nove anos que usa esse raciocínio. Ao contrário, as da mesma idade se acham entaladas no estágio de desenvolvimento em que mudam, no fundo, para evitar o castigo e ganhar alguma coisa. Não se angustie com isso. À medida que vão ficando mais velhas, a complexidade do raciocínio muda, e elas começam a pensar sobre o tipo de pessoa que devem ser.

O raciocínio do meu sistema de recompensa é mais ou menos assim: prêmios e elogios são os mecanismos que os pais podem usar para fazer os filhos subirem a bordo com novas condutas e abandonarem as anteriores, negativas. Se você consegue induzir um filho a aumentar o número de comportamentos positivos que exibe, haverá mais oportunidades de recompensá-lo e elogiar o comportamento positivo. Com o tempo, este começará a substituir os negativos, que estão sob contínuo reforço, e os negativos serão enfrentados com indesejáveis consequências. À medida que a criança exibe uma conduta positiva na maioria das circunstâncias, você pode passar a afrouxar os reforços grandes e dispendiosos, mas manter os sociais, como elogios, abraços e gestos como bater palmas, e um conjunto maior e relativamente barato de privilégios, como ir para a cama mais tarde, maior discrição individual em relação ao uso do telefone e do computador e livre acesso a atividades escolares e comunitárias com os amigos.

Em suma, consegue-se com muito mais eficácia a eliminação do comportamento explosivo e opositor da maioria das crianças opositoras fazendo-as se sentirem capazes, grandes e recompensadas do que incapazes, pequenas e castigadas. Resisto à ideia de que é prejudicial para o filho, em termos psicológicos, dizer-lhe, no meio de um acesso de raiva: "Você não pode agir desse jeito. Quero ver um melhor comportamento já, já". É mais provável prejudicá-lo se não lhe der uma aguda consciência das condutas aceitáveis ou não. Da minha perspectiva, o fato de não fazer isso constitui uma forma de negligência. O comportamento desafiador, se não contido, em última análise põe sempre a criança em choque com todos em volta.

Como seu filho deve pensar

Quando se trata de saber como devem pensar as crianças, nossa meta é ajudar as desafiadoras a compreender que são seus próprios pensamentos e crenças que muitas vezes criam as tensões que sentem com os adultos. No Capítulo 2, falei do jogo cerebral, que uso muito com as crianças explosivas. Constata-se que essa técnica é logo adaptada para uso com as opositoras de quatro anos e meio até por volta dos sete.

Lembre-se: as regras básicas para o jogo cerebral dizem que eu pretendo fazer parte do cérebro da criança. Ao usar isso com as desafiadoras, porém, identifico-me com a "parte do cérebro que discute", a que sempre quer debater com os adultos, mas que as mete em encrenca quando se torna "a chefe". Peço-lhes que assumam "o controle dessa parte" para não arranjarem problemas. Como as crianças opositoras são muito sensíveis à quem manda, logo entendem os motivos para permanecer no controle de si mesmos. O bacana nisso é que você enxerga, nos casos típicos, que seu filho realmente sabe quem é quem na estrutura de poder da família. Uma sessão de jogo do cérebro com um filho de seis anos talvez se dê assim:

Eu: Escute, ela acabou de me deixar furioso. Vamos dar um ataque e dizer-lhe que não manda em nós.

Criança: Não, eu não vou explodir com ninguém. Além do mais, ela *é* a chefe!

Eu: Não, não é, não. Ninguém pode ficar mandando na gente.

Criança: Temos de escutar a mamãe e o papai e fazer o que eles dizem!

Eu: Não! Eu não quero ninguém me dizendo o que fazer!

Criança: Eles podem nos dizer o que temos de fazer. Se não fizermos, podemos nos encrencar. Podemos perder todas as nossas coisas se os enfurecermos.

Eu: Estou pouco ligando. Quero dizer a eles que são estúpidos!

Criança: Não! Você vai nos arranjar uma grande encrenca. Não quero perder todas as minhas coisas.

Eu: Tem certeza?

Criança: Tenho.

Eu: Então, que fazemos?

Criança: Exatamente o que eles mandarem!

Eu: Tá bom, tá bom, tá bom, você venceu.

Uma questão final sobre o jogo do cérebro com uma criança desafiadora é que sempre se deve terminar em um tom positivo. Informe-a de que você concorda com ela, a parte no controle da cabeça de fato tem de ser a chefe. Batam as palmas ou dê-lhe um abraço por jogar com tanta inteligência.

Autoconsciência: o que você me faz pensar e sentir com esse comportamento?

Há outro problema de vital importância com as crianças desafiadoras: aprendem a analisar o impacto da própria conduta nos outros. Devido a isso, digo aos pais para usarem "a pergunta". É quando olhamos um filho com atenção (se usamos óculos, olhe por cima deles para causar melhor efeito) e perguntamos: "Como está me fazendo sentir com esse comportamento neste momento?".

Descobri que, com algumas crianças, o uso dessa pergunta quando as vemos na iminência de explodir ou discutir serve como um poderoso estímulo para fazê-las readquirir o controle de si mesmas. Torna-os conscientes de que esse comportamento em relação a nós não ficará sem impacto ou consequências. Não admitamos a resposta "não sei". Devemos sentir-nos em perfeita liberdade para indicar à criança o que se espera dela: pensar e aprender o efeito que pode causar nos outros. E, se necessário, a perda de brinquedos e guloseimas por algum tempo talvez proporcione uma boa oportunidade de meditar um pouco.

Algumas crianças parecem ter uma consciência natural dos sentimentos dos outros, mas nada entendem das emoções humanas. Com elas, temos de usar procedimentos para oferecer-lhes um vocabulário de sensibilidade. O método mais simples será dizer que os principais sentimentos das pessoas são raiva, tristeza e alegria. Se nos preocupamos e temos medo disso, devemos ter uma lista que sirva à maioria das crianças com uma primeira socialização. As crianças gostam quando fazemos um jogo de sentimentos com elas, como mandá-las adivinhar o que sentimos quando mudamos de expressão. Outra técnica é sentar-se ao lado delas e ver um vídeo. Pare a fita de poucos em poucos minutos e pergunte: "Que será que aquela pessoa faz a outra sentir com esse comportamento?".

Há várias maneiras de pensar no que você deseja que a criança adote. Refiro-me a regras. Você deve discuti-las com as desafiadoras a partir dos oito anos.

Regra um: Você deve fazer-se uma companhia agradável. Isso significa desarmar a atitude desafiadora e as explosões quando as crianças não conseguem fazer o que querem. Sempre haverá más atitudes e discussões – afinal, são crianças –, mas não em intensidade que domine a vida familiar. Explico às crianças que a maioria das pessoas bem-sucedidas que conheci são indivíduos muito simpáticos, e, ao contrário, as malsucedidas são companhias muito antipáticas. Embora admita, de forma concreta e supersimplificada, que essa opinião se encaixa no estilo de pensamento dicotômico delas e dá-lhes um claro entendimento de como tudo tem de ser.

Regra dois: Você deve dar o seu melhor. A história favorita que conto às crianças sobre esforço envolve dois irmãos que conheço. O jovem, na oitava série, sofre de acentuadas dificuldades de aprendizado e de fato muito se esforça na escola. Há pouco elevou as notas de 4 para 5 e quase 6, uma melhora monumental. Por ter trabalhado muito nessa área da vida e em outras, ganha mais dinheiro, liberdade e responsabilidade.

Já o irmão é outro caso. Dois anos mais velho, tem brilho e encanto excepcionais. Jamais precisou estudar e tira, sem esforço, notas 9 e 10. Adia todo o trabalho escolar até o último instante, porque pode fazê-lo sem sofrer penalidades. Também parece que os professores lhe dão folga devido ao intelecto e à personalidade, e por quererem vê-lo em uma faculdade de altíssimo nível.

Os pais dizem que esse garoto jamais se puniu em nada e evita atividades que não pode dominar com pouco esforço. Tentou o basquetebol uma vez. Deu-se mal e jamais voltou a jogar. Eu o fiz ver que esse superintelecto constitui um feliz acaso da genética, resultado da fiação interna na concepção, mas tão logo chegue à faculdade terá de competir com outros de igual inteligência e que também desenvolveram forte ética de trabalho. Ele não chega nem perto das grandes recompensas das quais diz gostar, nem sequer as avista, porque não se desafia para valer.

Regra três: *Você deve andar com garotos que seguem em uma direção positiva*. Muitas das crianças desafiadoras com as quais trabalho escolhem os amigos entre preguiçosos, mentirosos, ladrões e intimidadores que todo mundo encontra em alguma momento na escola. Talvez muitos alcancem o sucesso, mas acabam abrindo um buraco no fundo dos próprios barcos devido a essas amizades.

Regra quatro: Deve representar bem a família em público. Isso remonta às minhas raízes de menino de roça na Carolina do Norte. Ainda ouço minha avó dizendo: "Não cometa asneira!". Eu sabia o que ela queria dizer. Se não me apresentasse bem em público, as pessoas chegariam à conclusão de que fora criado por uma família de idiotas. Esse resultado seria intolerável.

O que fazer quando seu filho opositor o agride?

Fui criado em uma das pequenas fazendas do centro-norte da Carolina do Norte. Nossa comunidade, em Allensville, é em grande parte tanto um estado de espírito quanto um verdadeiro lugar. Jamais a vi em um mapa.

Minhas lembranças são de adultos independentes e orgulhosos, que insistiam em que os filhos crescessem e se tornassem indivíduos produtivos, inventivos e educados. O papel de uma criança nova era brincar, escutar, aprender, ajudar na fazenda, ficar esperta e ser educada e respeitosa. As tentativas (minhas e dos meus colegas) para sermos iguais aos adultos eram vistas como tolas rebeldias, e era nisso que consistiam – garotada tentando ser independente, sem a menor ideia do que isso de fato implicava. No fim do dia, não se questionava quem estava no controle. Não me lembro de modo algum de as crianças baterem nos pais, destruírem salas de aula ou mandarem os adultos calar a boca.

Por isso me pergunto como meus pais reagiriam se eu tivesse feito a um deles o que uma criança muitíssimo opositora fez em meu consultório. A mãe mandou-o deixar o abajur da escrivaninha do consultório onde estava. Ele virou-se e deu-lhe direto um tapa no braço. Depois se voltou e continuou a mexer com o abajur, como se nada tivesse acontecido.

Por que os pais que me trazem filhos, por estarem sendo agredidos por eles, dizem que jamais pensaram em agredir os próprios pais? Isso me faz perguntar o que aconteceu com nossa cultura. As pessoas do campo que me educaram – e aos meus contemporâneos, em Allensville – achariam muitíssimo divertido esses pais hesitarem em apresentar grandes consequências para esse comportamento, ou passar tanto tempo tentando usar conversa, raciocínio e lógica para convencer o filho de que bater nos outros não é legal.

Como se pode imaginar, a criança que agrediu a mãe com tanta calma em meu consultório fez todo o possível para ignorar suas tentativas de conversar com ele. Como ela me disse depois, o que acabou por prender a atenção do menino foi deixá-lo familiarizar-se muito com as quatro paredes do próprio quarto. Ela o fez entender que toda vez que batia, toda vez que levantava a mão para bater, toda vez que ameaçava fazê-lo de modo verbal, ganhava logo e sem discussão uma hora no quarto para refletir sobre como se comportava.

A reação inicial da criança ao ser retirada para o quarto foi quebrar tudo, em uma tentativa de mostrar à mãe que aumentaria a violência se ela tentasse puni-lo. Jogou brinquedos para todos os lados, puxou o colchão da cama, esvaziou a cômoda e deu chutes nas paredes. Tudo isso de maneira pensada, segundo a mãe, parando para respirar e gritando atrás da porta para informá-la do que fazia.

A reação dela, depois que o filho acabou, foi dizer-lhe que era responsabilidade dele guardar tudo de volta, e, enquanto não fizesse isso, todas as outras atividades e privilégios estavam cancelados. Embora ele gritasse e berrasse diante das consequências, a mãe informou-o de que seria bom aprender a dobrar roupas e organizar tudo na cômoda, e que lhe serviria bem saber arrumar a cama e guardar os brinquedos de volta nas caixas que lhe oferecera. Também o obrigou a limpar as marcas dos chutes com tênis das paredes. A limpeza do quarto não foi um processo rápido, ocupando a maior parte de um fim de semana. Será que isso deu ao filho, quase por milagre, uma nova personalidade? Não, ele permaneceu voluntarioso e nervoso durante todo o tempo em que mantivemos contato. Contudo, deixou de bater na mãe e jamais voltou a destruir o quarto.

É de importância fundamental reafirmar que o castigo e as consequências negativas raras vezes são apropriados ou úteis às crianças que explodem ou dão faniquitos devido a questões de roteiros mentais, inesperadas transições ou quaisquer outras. As crianças desafiadoras já constituem outra história, como você acabou de ver. As explosões e os ataques de raiva são estratégias conscientes para impor o que querem. Embora todas as crianças ajam assim às vezes, as opositoras fazem com tanta frequência e intensidade que isso domina a vida familiar e todo dia se torna um nevoeiro de brigas, berros, gritos e discussões.

É sempre melhor tirá-las do comportamento errôneo que tentar obrigá-las a sair por si mesmas, em particular quando ainda não chegaram à puberdade. Essa orientação permite que aprendam. Forçá-las só faz com que aumentem as defesas, e, quanto mais se tenta forçar, mais inteligentes se tornam essas defesas. No entanto, algumas crianças não lhe darão muita chance de orientar. O desejo de provar que você não tem poder algum sobre elas é tão grande que às vezes se iguala à sua vontade de mostrar-lhes um caminho melhor. Só se deve recorrer a castigos e consequências negativas depois de tentar todos os métodos positivos e ter certeza que falharam.

Quando falo para adultos em palestras como gosto de trabalhar com crianças e adolescentes opositores, eles em geral ficam perplexos. Como posso gostar de crianças que causam tanto mal com seu comportamento? Admito que achá-los agradáveis é mais fácil para mim que para os pais, pois não tenho de conviver com eles no dia a dia. Contudo, também gosto de lembrar aos pais que as crianças opositoras muitas vezes se revelam brilhantes, com personalidades vigorosas e um otimismo inato sobre o sucesso na busca das metas almejadas.

Nossa última tarefa é canalizar toda essa energia para os objetivos apropriados. Com frequência, isso significa termos de aceitar a personalidade com a qual trabalhamos e tentar ensinar a essa criança como manter a independência e, ao mesmo tempo, não se envolver em encrenca com as autoridades.

Ao lidar com crianças desse tipo, o mais importante a lembrar é que faremos muito melhor, a longo prazo, concentrando-nos em suas forças e informando-as de que temos plena consciência do potencial delas. Isso não significa que tenhamos de tolerar mau comportamento quando se atolarem em alguma enganosa fase de rebelião. Por mais estranho que pareça, a estratégia a longo prazo com uma criança vigorosa e que busca a independência será ensinar-lhe a verdadeira rebelião. Isso implica, primeiro, tornar-se muito bom em alguma coisa – ciência, arte, matemática, esportes, teatro etc. – e, segundo, forçar os limites desse campo com todo vigor para ver até onde isso poderá levar, quando outros da mesma idade continuam por aí estonteados com *video game*s ou empacados naquela fase em que xingar baixinho o professor é um barato. Se tivermos mesmo um pequeno sucesso, teremos nos saído bem.

5

NÃO CONSIGO FICAR QUIETO

Por que incluo um capítulo sobre transtorno do déficit de atenção e hiperatividade, em geral conhecido como TDAH, em um livro sobre crianças explosivas? Embora esse comportamento não constitua indício importante desse distúrbio, as que sofrem dele, sem a menor dúvida, são passíveis de explodir. Você tem razão em pensar a respeito de TDAH se as explosões de seu filho estão associadas a distração, impulsividade, desatenção, esquecimento, dificuldade de concluir tarefas, ou níveis de hiperatividade que excedem o que se esperaria ver em uma criança muito nova.

Muitas vezes os professores são os primeiros profissionais a alertar os pais para a possibilidade de que uma criança tenha TDAH. Isso se deve ao fato de ser comum para uma criança não diagnosticada apresentar alguns sintomas comportamentais quando interage com outras de igual para igual. Coloque-a em uma sala de aula com vinte alunos, onde ela se sinta oprimida por visões, sons e ritmo do grupo, e suas explosões e acessos de raiva afloram.

Este capítulo não traz um exame completo de TDAH. Em vez disso, concentrei-me, sobretudo, no motivo de as crianças com esse transtorno explodirem e em como lidar com tal comportamento explosivo. Alguns fatos sobre TDAH merecem menção. Primeiro, entre crianças de quatro a dezessete anos, afeta pouco mais de 4% de meninos e pouco menos de 2% das meninas. Por isso, algumas pessoas se referem ao distúrbio, brincando, como "transtorno do cromossomo Y". Sabemos que é muito mais provável os alunos serem indicados para avaliação de TDAH que as alunas, mesmo quando os dois sexos exibem os mesmos sintomas. Segundo, o problema parece ter, em grande parte, origem genética, com a hereditariedade entre gêmeos idênticos variando de 60% a 90% em vários estudos. Terceiro, há diferentes subtipos de TDAH. As crianças com "TDAH essencialmente hiperativas" se mexem muito e giram nas cadeiras, têm problemas para manter os pés parados, falam sem pensar e interrompem as pessoas, além de discutir com os outros. O "TDAH em que predomina a desatenção" caracteriza-se por esquecimento, dificuldade em concluir tarefas, atenção sustentada, problema para entender direito os detalhes, além de entediar-se com facilidade. No "TDAH combinado", as crianças apresentam altos níveis de hiperatividade e sintomas de desatenção. Por fim, algumas crianças exibem sintomas brandos ou moderados, enquanto outras apresentam sintomas extremos.

O transtorno do diagnóstico incorreto

Seja o que for o TDAH, trata-se de um termo errôneo. Não se passa um dia sem um pai me dizer que o filho pode ter esse problema, porque brinca com *video game*s durante horas. Eu, por mim, não gosto de ser "estraga prazeres", mas sempre respondo que as crianças nesse caso sentem uma atração quase magnética por atividades visuais – computador, vídeo, *minigames*, cinema, Legos, construção em miniatura com toras de montar, blocos de madeira, desmontar coisas e (às vezes) remontá-las.

Meus anos de contato com crianças que sofrem de TDAH convenceram-me de que elas são, acima de tudo, processadoras visuais, cinéticas e manuais. O fato de terem de prestar atenção a qualquer coisa apresentada de forma verbal, inclusive sermão dos pais, obriga-as a usar a ferramenta cognitiva mais fraca: prestar atenção. Desconfio, como muitos pais das crianças com quem trabalho, que as com TDAH na verdade podem concentrar-se muito bem na escola quando orientadas por professores que usam muitas técnicas visuais, como projeções de transparências com cores brilhantes, apresentações de PowerPoint, vídeos, clipes de filmes, atividades manuais e outras que não as deixem presas nas cadeiras. Meu voto pessoal na terminologia a usar quando descrevo essas crianças seria: livre-se da ideia de que elas têm algum tipo de "transtorno". Prefiro concentrar-me nas forças e não nas fraquezas delas, e gostaria de descrevê-las como "processadoras visual-cinéticas".

Sei que apenas a concentração nos pontos fortes da criança, porém, não fará os fracos desaparecerem. Poderíamos diminuir um pouco a distração, a dispersão nas tarefas e a agitação dos pés, empregando métodos mais visuais e práticos de instrução, mas isso não muda o fato de muitas dessas crianças ainda continuarem em uma névoa ofuscada, remexendo-se nas carteiras como se tivesses minúsculos motores, em total desatenção ao que o professor ensina.

É importante lembrar que esses sintomas fogem ao controle das crianças. As que são desatentas ou desordeiras ou que se levantam e vagam pela sala de aula conseguem controlar o comportamento por breves períodos de tempo, mas não deixam simplesmente de ser desatentas e dispersivas, por maiores que sejam o treinamento ou as recompensas que oferecermos. Isso se deve ao fato de as forças motrizes do comportamento TDAH não parecerem motivacionais ou psicológicas. Ao contrário, parecem de origem neurológica. Um crescente corpo de indícios mostra que existem diferenças físicas entre um cérebro TDAH e um cérebro não TDAH, assim como no tamanho do hemisfério direito e nos tecidos que ligam os dois hemisférios do cérebro.

Apresento-lhe Phillip

Embora toda a ciência dos sinais, sintomas e estatísticas de TDAH seja interessante, não mostra como é de fato conversar com uma criança que sofre do problema. Vou convidá-lo à minha sala de terapia para apresentar-lhe Phillip, de oito anos, com uma história de explosões frequentes em casa. Também enfrenta dificuldades de concentração na escola, mas em geral não cria problemas por lá, exceto por incomodar as crianças sentadas próximas com seu movimento constante. O garoto se encrenca de vez em quando por trazer soldados em miniatura para a sala e tentar brincar com eles enquanto o professor dá aula. Toma medicamentos estimulantes, que só em parte parecem ajudá-lo a moderar o comportamento. Quando o medicamento começa a perder o efeito, ele se torna muito sensível: efeito colateral comum dos estimulantes. A mãe me disse ser esse o momento em que ocorrem muitas das explosões. Receitaram-lhe uma dose extra de medicamento para acalmá-lo até a hora de deitar-se, mas isso interfere na capacidade de ir para a cama em um horário razoável. Phillip quase perdeu todos os privilégios devido ao esquecimento, à incapacidade de concluir tarefas e o dever de casa, e ao comportamento explosivo em casa. A mãe fica perplexa, sem saber o que fazer, e confusa sobre até que ponto seria responsável pelas ações do filho.

Eu: Oi, Phillip. Sabe por que sua mãe o trouxe aqui para conversar hoje?

Phillip: Não. Este é o seu consultório?
Eu: Sim, é sim. Você não tem ideia alguma?
Phillip: Você mora aqui?
Eu: Não, só uso esta sala para conversar com as crianças. Algum dia sua mãe lhe falou sobre seu comportamento em casa ou qualquer coisa assim?
Phillip: Não sei.
Eu: Certo. Bem, deixe-me dizer o que sei que se passa. Entendo que seu pai está na Coreia agora. Aposto que você sente saudade.
Phillip:É.
Eu: Tem se preocupado muito com ele?
Phillip: Não. Ele me disse que não me preocupasse. Aquele ventilador lá em cima é seu?
Eu: É, já era aqui do consultório. Você não se preocupa com o seu pai mesmo?
Phillip: Não.
Eu: Ótimo. Gosto quando as pessoas não ficam preocupadas. Então me deixe dizer por que você e sua mãe estão aqui hoje. Entendo que ultimamente você tem tido algumas grandes explosões. Sua mãe diz que você, às vezes, explode pra valer, e nosso trabalho é tentar descobrir por que isso acontece e ver o que podemos fazer.
Phillip: Como?
Eu: Falei que sua mãe me disse que você tem tido grandes explosões e faniquitos ultimamente, e precisamos descobrir como pará-los.
(Phillip faz ar de quem não entende e começa a brincar com os dedos.)
Eu: Ouviu o que eu disse?
Phillip: Ouvi.

Eu: Que foi que eu disse?
Phillip: Que meu pai foi embora.
Eu: Lembra-se de alguma coisa que eu disse depois?
Phillip: Lembro.
Eu: Que foi?
(Phillip mais uma vez parece não saber, encolhe os ombros e continua a brincar com os dedos.)
Eu: Sr. Phillip, por favor, pare de brincar com esses dedos enquanto conversamos. Você faz isso para não ouvir o que eu digo.
Phillip: Não, não é.
Eu: O que eu falei até agora?
Phillip: Dos meus dedos?

Já se vê aonde isso leva. É claro que Phillip se distraíra com os próprios dedos a ponto de tornar difícil uma conversa com ele. Eu esperava passar a sessão discutindo suas explosões, mas logo ficou evidente que essa meta era muito elevada, pelo menos para aquele primeiro dia. Em vez disso, ensinei Phillip e a mãe a fazerem o "jogo da estátua," uma técnica para ajudá-lo a aprender a monitorar o que o corpo faz. Nesse jogo, os participantes competem para ver quem consegue ficar mais tempo imóvel. Ele gostou de disputá-lo comigo nas sessões posteriores e da ideia de ficar parado por mais tempo que eu e alcançar-me quando eu fazia o mínimo dos movimentos.

Para o menino, imobilidade ainda é um conceito estranho, e, como muitas crianças com TDAH, ele tem muito pouca consciência do que o corpo faz em determinados momentos. A constante brincadeira com os dedos, os movimentos dos pés e a tendência de só olhar para a direita da pessoa com quem conversa dificultam bastante ouvir o que se diz.

Por que as crianças com TDAH explodem?

Crianças como Phillip explodem por inúmeros motivos. Obviamente, testam a paciência dos outros, que muitas vezes recorrem a gritos, berros e exigências, o que por sua vez as faz explodir. Em seguida, a impulsividade torna-as propensas a não pensar muito longe no futuro, de modo intuitivo com relação ao efeito que seu comportamento talvez tenha nas demais pessoas. Parecem não ter o filtro mental que nos faz pensar antes de agir. Se eles pensam assim, assim fazem.

As explosões também podem estar associadas ao fato importante de que, às vezes, sofrem de um segundo – talvez até um terceiro – transtorno. Por exemplo, as crianças com TDAH muitas vezes também exibem os sintomas de transtorno desafiador opositivo. Às vezes também sofrem de ansiedade, depressão, ou apresentam os sintomas do transtorno obsessivo-compulsivo. Todos os males associados ao comportamento explosivo são tratados com mais profundidade em outra parte deste livro. É importante qualquer terapeuta ou médico que trabalha com uma criança levar em conta também esses diagnósticos

Sou da opinião que a predisposição a empenhar-se profundamente em tarefas de orientação visual é outro motivo de as crianças com TDAH explodirem. Quando se envolvem em um *video game*, em um Lego ou até quando sonham acordadas, não estão de modo algum desconcentradas, e não se vê qualquer déficit de atenção. Ao contrário, estão superconcentradas, totalmente absortas. Quando uma criança consegue essa superconcentração, o resto do mundo desaparece, e ela nota muito pouco do que acontece em volta. Algumas mães me disseram que podem passar o aspirador de pó bem ao lado de uma criança com TDAH absorta em um *video game*, e ela mal notará. Por isso a mãe de Phillip, em geral, tinha de mandá-lo seis vezes desligar o *video game* e ir jantar. Em geral, as crianças superconcentradas são do tipo roteiro preestabelecido. Tão logo se absorvem em uma atividade, não gostam de desistir.

Outro ponto de pressão sobre as crianças com TDAH é o dever de casa. Desconfio que a habilidade de concentrar-se em assuntos voltados para o verbal, como idiomas e estudos sociais, esteja em proporção inversa à de concentrar-se em tarefas voltadas para o visual. Por isso, elas não querem parar de fazer o que estão fazendo e enfrentar uma pilha de livros e folhas de trabalho. Mesmo quando se consegue que cheguem à mesa onde fazem o dever de casa, não há garantia de que o trabalho se faça em paz. As crianças levarão três horas para fazer o que fariam em meia hora, porque desviam o olhar para a janela ou para o teto, ou não param de levantar-se para apontar os lápis. A certa altura desse processo, ficam tão frustrados com todo o dever de casa ainda por concluir que acabam explodindo. E quem pode culpá-los? Para muitas crianças que se utilizam de medicação estimulante para o tratamento, o tempo de dever de casa é a hora em que o efeito do medicamento se dissipa. Os pais devem levar em conta que isso é além do controle da criança.

Quando as crianças com TDAH explodem, é provável ouvirmos todos os pensamentos e dúvidas que sentem sobre si mesmas despencarem. Muitas vezes sabem que são diferentes das demais, e isso as faz sentirem-se mal. De alguma maneira, sempre conseguem perder o dever de casa e o almoço na viagem até a escola. Os professores vivem de olho nelas. As outras crianças riem quando o professor lhes faz uma pergunta, e aquela aparência ofuscada deixa óbvio para todos que andavam no mundo da lua.

As crianças com TDAH que se esforçam passam a julgar-se, em segredo, burras ou estúpidas, o que também as deixa mal-humoradas e infelizes. Como enfatizei antes, as crianças muitas vezes pensam em dicotomias. Um menino que luta começa a acreditar que só existem dois tipos de garotos – os inteligentes e os burros. O motivo de ignorar o grupo "médio" nessa equação é que, ao lutar, *todos* parecem mais espertos. É de excepcional importância você e seu filho entenderem que TDAH nada tem que ver com inteligência. Em geral, um forte conjunto de indícios mostra que não existe qualquer diferença significativa na inteligência global das crianças com TDAH ou não.

Quando uma criança com TDAH se vê no meio de um acesso de raiva, é aconselhável que os pais não tomem como ofensa pessoal. A natureza impulsiva e a difícil compreensão da criança podem atrapalhar a tentativa de seguir esse conselho, mas, quanto mais tranquilo você permanecer, menos provável será a criança perder o controle.

Opções de tratamento

O único meio de diminuir as explosões da criança é tratar a causa disso. Tarefa que se revela muito difícil, em particular com o TDAH, em vista da origem neurológica aparente. Como não existe cura conhecida, a meta é tentar administrar os sintomas da criança prestando atenção a todos os problemas que a fazem explodir. Isso inclui um pensamento lúcido de recorrer à medicação, caso seja recomendável, e também educação e treinamento para você e seu filho.

Medicamento

As diferenças na produção dos neurotransmissores dopamina e noradrenalina no cérebro de crianças com TDAH, em comparação com as que não sofrem do transtorno, colocam os pais no meio de uma das questões mais polêmicas na medicina pediátrica: deve-se tratá-las com medicação para TDAH? Uma completa revisão do assunto não se enquadra no âmbito deste capítulo. Deve-se notar, porém, que a maneira mais eficiente de controlar o mal parece ser com o uso de medicamentos estimulantes. A Pesquisa Nacional de Saúde Infantil em 2003 constatou que cerca de 4,4 milhões de crianças de quatro a dezessete anos foram diagnosticadas com TDAH em determinado ponto da vida. Destas, mais ou menos 2,5 milhões (56%) tomavam medicamento para o transtorno.

Não quero fazer apologia ao medicamento, tampouco esquecê-lo. Os medicamentos podem alterar a rotina de algumas crianças com TDAH, e permitir-lhes estar à altura do seu potencial escolar, pois talvez acabem se concentrando, prestando atenção e mantendo-se longe de encrencas com colegas e professores. Para algumas, o efeito é drástico. Para outras, o medicamento oferece ajuda suficiente para fazer valer a pena. Ainda outras não encontram benefícios nem são perturbadas por efeitos colaterais.

Dito isso, sou um forte defensor da eliminação de outras causas de desatenção, hiperatividade ou comportamento estranho antes de supor o TDAH. Sabe-se bem que crianças ansiosas, com transtorno obsessivo-compulsivo ou depressão podem receber diagnóstico errado de TDAH. As crianças com alergias e sensibilidades a alimento às vezes também apresentam sintomas semelhantes aos do distúrbio. A passagem muito rápida para o tratamento com medicamentos nos mantém empacados na ideia de haver apenas uma causa possível para o comportamento delas, e talvez cegos para todo um leque de outras causas. Seria sensato que os pais eliminassem outras causas potenciais antes de recorrer à medicação.

Constato que hoje os pais ficam preocupados e desanimados, cada vez mais, ao serem informados que os filhos precisam de medicamentos. Embora não saiba disso necessariamente por uma pesquisa, sei por experiência. Como alguém que se senta em uma cadeira diante de crianças e pais muitas horas por semana, impressiona-me ver quantos pais começam a conversa comigo declarando que, embora o filho acabe com um diagnóstico de TDAH, não querem ouvir falar de medicamentos. Em vez disso, buscam alternativas. Muitos deles, cujas crianças já utilizaram medicamentos, não gostam dos efeitos colaterais. Às vezes fazem as crianças parecerem abobadas, além de causar-lhes perda de apetite e interferir no sono. Como mencionei antes, as crianças podem se tornar irritáveis e explosivas quando os efeitos começam a passar.

Técnicas não medicamentosas

A maioria das técnicas não medicamentosas, talvez úteis no controle de uma criança com TDAH, não recebeu tanta atenção de pesquisa quanto os estimulantes e outras drogas, ou não se revelou eficaz em grandes estudos de grupo. Embora se deva desconfiar muito de afirmações generalizadas sobre uma cura para tudo, também se deve saber que o fracasso de uma técnica em um estudo de grande grupo não significa necessariamente que não funcionará para a criança. A psicologia como profissão tem uma história longa de uso dos chamados projetos de pesquisas de "participante de estudo individual". Trata-se de estudos com grupos pequenos de crianças em que se compara a reação de uma criança ao tratamento abordando inicialmente apenas o próprio comportamento. Há uma fase típica em que se interrompe e depois se reinicia esse tratamento aos poucos, para ver se os efeitos são previsíveis.

Encorajo os pais a adotarem esse ponto de vista de estudo individual enquanto tentam descobrir o que é útil ao filho. Uma mãe muito irritada, com quem conversei, contou-me que certa vez comentara na escola do filho sobre um mofo que brotava das telhas e que ela julgava ter efeito negativo na capacidade de concentração do menino. A escola descartou por completo essa possibilidade, porque nenhum outro aluno parecia estar sofrendo qualquer efeito colateral. Testes posteriores constataram que o menino era muito alérgico a mofo.

O treinamento em habilidades sociais, assim como a participação em programas preparatórios no verão, destinados a melhorar as relações entre colegas, as interações com adultos e o desempenho acadêmico, também se mostraram úteis para as crianças com TDAH. Há indícios ainda que a procura por esses treinamentos quando o filho é bem novo pode ser muito útil para os pais e para ele, pois começam a estabelecer práticas e estratégias desde cedo.

Edmund Sonuga-Barke e colegas da Universidade de Southampton, na Inglaterra, investigaram uma série de dois meses de reuniões, em casa, com mães de 78 crianças de três anos de idade. Elas eram treinadas para reconhecer tipos de comportamento TDAH, usar exigências de olho no olho e outras ordens verbais para ajudar o filho a manter comportamentos adequados, como reforços e elogios visando a aumentar o número de condutas certas apresentadas por ele, e aproveitar o tempo livre para interromper o ciclo de comportamentos negativos. Esses métodos foram testados em comparação a uma técnica geral de orientação de apoio em que as mães tinham permissão de investigar os assuntos de preocupação dos filhos e expressar o que sentiam sobre a criança, mas à qual não se oferecia qualquer treinamento específico em técnicas comportamentais. Para efeito de comparação, um grupo da lista de espera não recebeu tratamento algum.

Notaram-se significativas mudanças no comportamento das crianças cujas mães haviam recebido treinamento, com os filhos mantendo a melhora de comportamento por três a quatro meses após o fim do curso. (É possível que conservassem os ganhos por ainda mais tempo, porém não se fez nenhuma outra observação.) As senhoras que receberam a formação também notaram visível melhora na sensação subjetiva de bem-estar, embora isso parecesse desfazer-se aos poucos, uma vez terminado o contato com os treinadores. As crianças e as mães que receberam aconselhamento mais geral também comunicaram melhorias, embora em nível muito menos significativo quando comparados com o grupo de treinamento. As do grupo de espera, como se previa, não mostraram mudança nenhuma. As implicações desse importante estudo são que a leitura sobre o TDAH e a busca de formação em estratégias comportamentais de especialistas em saúde mental desde cedo na vida da criança podem exercer nítido impacto positivo em sua conduta, como também na satisfação dos pais.

Explosões TDAH na sala de aula

Podem-se usar algumas técnicas sensatas com as crianças que têm TDAH e explodem na sala de aula. Primeiro, tenha certeza que estejam sentadas perto da lousa e longe dos motivos de distração visual, como janelas e entradas. Também se certifique que sejam acomodadas longe dos colegas desagregadores ou com os quais não se entendem. Com as menores, talvez se revele bastante positivo o professor anunciar que um aluno conseguiu prestar atenção ou comportar-se bem e pedir uma salva de palmas dos colegas. O professor também pode circular pela classe enquanto usa técnicas como bater de leve na carteira da criança para indicar que ela deve tornar a concentrar-se. Se ficar evidente que a criança tem dificuldade com transições, pode usar uma técnica de contagem em que anuncia quantos minutos a turma ainda tem antes da troca de atividade.

Existem também indícios de que as técnicas chamadas de "automonitoração" talvez sirvam com crianças que têm dificuldade para prestar atenção e continuar com a tarefa na sala de aula. Em um estudo, eram treinadas para classificar se continuavam ou não na tarefa a cada 60 segundos, quando soava um sinal. Os resultados mostraram mudanças drásticas de comportamento durante a tarefa. Um dos alunos, por exemplo, passou de 16% a quase 73% do tempo concentrado na tarefa. A desvantagem desse método é que usa um sinal sonoro que indica ao aluno que classifique a si mesmo, coisa que talvez não seja factível em todas as salas de aula. Em outro estudo, treinaram-se as crianças em um método muito menos impositivo. Usou-se o relógio da sala de aula para avaliar se elas permaneciam ou não na tarefa durante os cinco minutos estipulados. Os resultados mostraram que o comportamento desligado da tarefa diminuíra de forma sensacional.

Em linha semelhante, pode-se usar na sala de aula um método de monitoração, chamado Sistema de Atenção Gordon, com crianças que apresentam acentuada dificuldade para manter-se na tarefa ou se comportam como desordeiras. Coloca-se uma caixa pequena com uma tela na carteira das crianças. O professor fica com um aparelho transmissor que controla o dispositivo. Se a criança continua na tarefa, ganha pontos. Depois, o prêmio mostrado no estágio de leitura na caixa pode ser trocado por privilégios. Se a criança abandonar a tarefa ou fizer bagunça, o professor pode subtrair pontos do total com o auxílio do transmissor.

De grande interesse, esse sistema mostrou-se eficaz como tratamento para controlar o abandono de tarefa em sala de aula. Porém, uma vez removido o dispositivo da carteira, parece que o comportamento da criança fora da tarefa retorna ao nível anterior e problemático. O fato de o sistema não ter impacto duradouro e a longo prazo na tendência da criança em abandonar a tarefa é decepcionante; mas tampouco o tem a medicação. A boa notícia é que as crianças que usam o sistema parecem beneficiar-se bastante em sala de aula.

Explosões no dever de casa

Vamos tratar por um breve instante das volumosas explosões e sessões de três horas de gritos e berros para completar meia hora do dever de casa, dos quais tantos pais reclamam. O uso de um dispositivo de estímulo para ajudar a criança a avançar mais depressa no trabalho às vezes reduz esses episódios. As engenhocas – fita de áudio que emite um breve som a cada 60 segundos, ou um dispositivo menor, do tipo bipe, que pode ser programado para tocar ou vibrar como um lembrete e manter a criança na tarefa – encontram-se à venda. Minha pesquisa inédita com um grupo de crianças sob aconselhamento comigo e que usou uma fita de áudio para avisá-las a cada dois minutos que permanecessem trabalhando durante o dever de casa me levou a crer que se podem reproduzir em casa os mesmos progressos vistos em experiências feitas na escola.

Como nos estudos realizados em sala de aula e comentados antes, a criança pode usar uma folha de acompanhamento para classificar a si mesma sobre se permanece ou não na tarefa quando soa o sinal. Na fase de treinamento do processo, você deve sentar-se ao lado de seu filho e também avaliá-lo, para que ele possa aprender o que constitui comportamento dentro da tarefa e fora dela. Não se surpreenda se a criança tentar derrotar o programa, reclamando que a folha de acompanhamento é muito difícil de usar, ou que o sinal disparado de poucos em poucos minutos atrapalha muito. Diga-lhe que o objetivo é usar o dispositivo de alerta para acabar com as explosões durante o dever de casa e que, se ela for bem-sucedido, você dará um jeito de recompensá-la pelos esforços.

Também é recomendável que, ao trabalhar com uma criança com TDAH, sejam estipulados um horário de dever de casa previsível e um conjunto claro de rotinas. Tanto quanto possível, pense em mandar seu filho fazer o dever na mesma hora todos os dias. Além disso, procure estipular sempre o mesmo horário para as refeições.

Não há por que acreditar que toda criança com TDAH explosiva se tornará um adolescente ou um adulto com TDAH. Algumas, sim, mas a maioria, não. À medida que ficam maiores e amadurecem, aprendem cada vez mais meios de lidar com a própria fiação cerebral. As crianças que olham o ventilador do teto ou brincam com os dedos das mãos e dos pés enquanto você tenta falar com eles muitas vezes tomam consciência, quando chegam ao ensino médio, de que olhar o professor é a principal maneira de aprender o conteúdo em que serão testados depois. Às vezes admitem, de má vontade, que têm de desligar os celulares se querem estudar, deixando o estágio em que afirmam poder ver TV, jogar *video game* e estudar ao mesmo tempo. Felizmente, muitas escolas preparatórias (de ensino médio e faculdades) oferecem instrução sobre habilidades para estudar e estratégias para fazer testes orais. As crianças menores, porém, nem sempre são maduras o bastante para beneficiar-se dessas estratégias.

O motivo pelo qual mantenho o otimismo em relação às crianças com TDAH é que a experiência no trato com centenas delas com o passar dos anos mostra que são, muitas vezes, brilhantes e inventivas, embora distraídas. Na maioria dos casos, creio que o brilho e a criatividade acabarão por vencer. A questão é a motivação. Algumas simplesmente não ligam se têm ou não êxito na escola e parecem satisfeitas, pelo menos por algum tempo, com um desempenho marginal. Para contra-atacar essa tendência, deve-se convencer o filho, desde cedo, de que tudo tem de ser conquistado. Garanta-lhe que oferecerá ajuda necessária para superar as dificuldades impostas pelo TDAH, mas advirta-o de que não recompensará a falta de esforço. Ele também precisa ver você dar duro para atingir seus próprios objetivos e seu esforço para alcançar certas metas. Creio ser esse estado de espírito, em última análise, que cura a criança com qualquer problema crônico.

O principal ponto a extrair deste capítulo é que, como pai, seria sensato você acrescentar muitas técnicas e filosofias à sacola de truques ao lidar com crianças com TDAH explosivas. Experimente-as de forma sistemática e mantenha apenas as que parecem mais promissoras para o filho. Não é provável que alguma crie uma mudança duradoura se usada apenas uma ou duas vezes. Mas, se usarmos as técnicas mais promissoras com frequência e a criança reagir bem, teremos chance de oferecer mais elogios e recompensas que críticas e castigos. Isso, por sua vez, talvez resulte na exigência de seu filho tentar com mais afinco, o que não se discute.

6

NÃO CONSIGO ME CONTROLAR NA ESCOLA

A explosão de uma criança em casa ou no carro causa bastante tensão, mas esse comportamento na pré-escola, no jardim de infância ou no ensino fundamental acrescenta mais uma camada de estresse que nenhum pai precisa. Primeiro, os pais vivem ameaçados pela tarefa de descobrir uma nova creche ou pré-escola depois de ouvir, repetidas vezes: "Se ele continuar a agir desse jeito, não poderemos mantê-lo". Se a criança frequenta uma escola particular, a certa altura surge a hipótese de colocá-la na educação especial, talvez até em sala de aula independente, para crianças com "deficiências emocionais".

Segundo, o chefe do casal talvez entenda a necessidade de eles deixarem o trabalho para ir à escola buscar o filho que bateu em alguém. Mas pela quinta ou décima vez? A paciência do patrão pode esgotar-se com facilidade.

Peço aos pais que aceitem o fato que cuidar de uma criança explosiva na escola jamais será fácil. Não há solução mágica, e não cabe apenas à creche ou à escola lidar com uma criança que tende a descontrolar-se. Você deve empenhar-se por inteiro em uma parceria com a equipe escolar para encontrar uma saída, e isso significa frequentar reuniões e estar *in loco,* se necessário.

O retorno necessário

Se a criança se mostra explosiva na escola, você deve pedir ao professor que lhe dê um retorno diário sobre o comportamento dela. Embora pareça excessivo dar-lhe essa resposta sobre a conduta da criança, é a única técnica que tornará possível aplicar um programa de modificação do comportamento que vincule os reforços de casa ao comportamento na escola – coisa em que acredito com todo vigor. O retorno uma vez por semana – na sexta-feira à tarde, por exemplo – não lhe dá meios de lidar com o que a criança fez na terça.

Deve-se manter a criança, com a máxima determinação, "em rédeas curtas". Diga-lhe que o professor enviará avaliações sobre o comportamento dela todos os dias, e que você e ela se sentarão e revisarão as notas recebidas. Fale que não apenas escreverá uma resposta ao professor sobre o comportamento dela e como isso se desenrola em casa, mas também que ela terá de escrever uma resposta indicando como pretende corrigir qualquer problema anotado naquele dia. (Se a criança é muito nova para escrever, escreva uma resposta após discutir o problema e faça-a assinar.)

Quando os mestres derem retorno por escrito, também é de extrema importância separar um tempo para deixar as crianças saberem o que fizeram bem, em vez de se concentrar apenas nos erros cometidos. Fazendo isso, você lhes dará esperança e orientação sobre como prosseguir, enquanto enfatizar apenas o negativo só lhes diz que puseram tudo a perder.

Disponha-se a enfrentar a resistência da criança à troca de bilhetes com o professor. A estratégia principal do filho pode ser insistir em que o professor mente sobre o comportamento dele. Explique-lhe que, se teve um grande dia na escola (e continuou assim em casa), a vida será boa. Um dia ruim reduzirá o acesso a guloseimas e atividades favoritas. Do mesmo modo, um dia em que ele se saiu bem na escola mas o atacou com todo tipo de atitude ruim em casa resultará em um estilo de vida quase espartano.

O que a escola devia fazer

Além de usar o retorno e restringir o acesso da criança a atividades e guloseimas favoritas dependendo do comportamento na escola, sugiro várias outras opções para orientadores e educadores que interagem com crianças explosivas no dia a dia.

Orientadores, assistentes sociais e psicólogos devem inteirar-se das inúmeras causas das explosões infantis. É importante para esses indivíduos evitar ficarem presos apenas à convicção de que o Dr. A ou o Dr. Z (ou até o Dr. R!) criou uma teoria para explicar todas as explosões na escola e elaborou um tratamento universal que as fará desaparecer. É muito melhor fazer uma ampla leitura dos vários tópicos abordados neste livro e adotar uma visão abrangente do que aconteceria a cada criança em particular. Devemos nutrir a convicção de que é importante tratar as causas do comportamento negativo, não apenas o próprio comportamento.

Além disso, duvida-se que seu filho seja a única criança explosiva na escola. Talvez o orientador pudesse formar um grupo com elas. Na terapia de grupo, as crianças estabelecem metas para reduzir a frequência e a intensidade dos acessos de raiva, e depois comunicam o progresso aos colegas. Também conversam sobre situações que parecem ativar as explosões e os caminhos alternativos para lidar com elas.

O orientador escolar pode ensinar os membros do grupo a usarem técnicas como o jogo do cérebro, apresentado no Capítulo 2. Talvez seja útil ensinar às crianças mais velhas uma variedade de estratégias cognitivas e comportamentais para usarem quando começar a surgir a ansiedade relacionada a questões de roteiro e transição inesperadas.

Parte importante do contato da criança com o orientador da escola, em grupo ou individualmente, é a interpretação de papel e a exposição que tratei no Capítulo 2. Isso pode ter excepcional força em um cenário de grupo. Por exemplo, talvez se peça às crianças que simulem uma situação em que uma delas esbarra na outra quando em pé na fila. A que levou o tranco terá a tarefa de refletir em voz alta sobre como lidar com a situação e com os outros membros do grupo, e acrescentar sugestões ou elogios por boas ideias. O elogio da turma por passar com sucesso pela simulação talvez seja um poderoso reforço para tentar novos comportamentos. Da mesma forma, podem-se usar as simulações como treino para passar por transições inesperadas, como: "Ponha seus desenhos no lugar; chegou a hora de começar com a matemática", ou por inesperados acontecimentos, como ser informado na lanchonete: "Desculpe, a *pizza* acabou. Só restou salada de atum".

O orientador, assistente social ou psicólogo da escola também pode atuar como treinador dos professores. A maioria deles já é sobrecarregada com tarefas pedagógicas e tem pouco tempo para aprofundar-se em razões teóricas do comportamento explosivo. O orientador pode organizar uma oficina para treinar os professores a reconhecer e lidar com crianças propensas a exibir comportamento explosivo, fazer uma indicação ao orientador para assessorar o grupo ou indivíduo, ter uma discussão na sala de aula e fazer um exercício com toda a classe sobre como lidar com acontecimentos inesperados.

Professores e orientadores escolares podem adotar uma ampla gama de estratégias úteis para fazer os mais jovens começarem a pensar no próprio comportamento. Por exemplo, usar a palavra-chave "gente grande", que mencionei no Capítulo 2. O professor puxaria uma criança de lado quando ela se comportasse bem e diria: "Realmente gosto do modo como você está agindo hoje; comporta-se como gente grande"; "Você está na zona de gente grande hoje, com esse comportamento"; ou: "Eu gostaria de ver mais um comportamento de gente grande, por favor". Essas interações não precisam ocorrer ao alcance do ouvido de qualquer outro colega, e, melhor ainda, podem ser concluídas em dez segundos. Talvez também seja muito útil o professor anunciar à classe: "Benjamin esteve na zona de gente grande a manhã toda. Vamos aplaudi-lo". Os aplausos da classe são um poderoso reforço aos jovens, que provavelmente voltarão para casa alardeando.

Do mesmo modo, os professores que enviam bilhetes na agenda da criança podem contar aos pais se ela agiu ou não como gente grande nesse dia. É importante todas as partes usarem um conjunto comum de termos com a criança, para que ela não fique confusa com o retorno. Se você usa "gente grande" em casa, é provável que o filho preste atenção quando o professor falar a mesma língua na escola.

O estabelecimento poderia pensar na adoção de outras estratégias, mais abrangentes. Interessante literatura sobre orientação escolar de coesão e afiliação (desejo de criar e manter fortes relações com os outros) indica que se pode reduzir a agressão no cenário estudantil quando os educadores ajudam as crianças a sentirem um profundo entrosamento com os outros e com a própria escola. Essas estratégias incluem sempre a recompensa dos jovens por autocontrole e bom comportamento em sala de aula, premiando-os por serem modelos de papel adequado aos demais, e ensinando-lhes estratégias para lidar de forma acertada com autoafirmação e competitividade, além de aumentar o número de atividades extracurriculares à disposição deles.

Os programas de prevenção mais eficazes parecem visar a grupos específicos de risco (como as crianças agressivas), com intervenções muito específicas e programação preventiva mais universal, envolvendo, no caso, comunidade, escola e componentes da família. Um desdobramento disso consiste em que os orientadores devem dirigir turmas de alunos com potencial para comportamento violento ou agressivo identificado, e os pais dessas crianças devem envolver-se no processo de mudança. O envolvimento familiar pode ser feito por meio de programas escolares, programas especiais de clínicas de saúde mental na comunidade, ou programas oferecidos por outras agências.

As escolas também devem tratar diretamente da cultura do companheirismo extraclasse a fim de melhorar o ambiente de aprendizagem. Sabemos que os alunos desde tenra idade, no jardim de infância, que são intimidados ou rejeitados pelos colegas mostram diminuição de participação em sala de aula e aumento de aversão escolar. Some a isso a pesquisa que mostra serem os alunos mais jovens os mais em risco devido a problemas emocionais, e torna-se visível que a oferta de um cenário saudável aos "mais jovens" é de extrema importância.

Por fim, as escolas podem lançar um olhar funcional no ambiente de sala de aula para determinar as forças que talvez impeçam uma criança de comportar-se de maneira instável. Treinar as crianças a não reparar nos colegas que exibem mau comportamento pode resultar na melhora da conduta. Além disso, a oferta de programas pós-escolares talvez melhore o comportamento em sala de aula. Já se mostrou que as crianças de baixa renda participantes desses programas exibem melhor comportamento em sala de aula e também melhor relação com os colegas e acomodação emocional.

Pai presente

Quero retornar ao que os pais podem fazer em cooperação com a escola para dar um basta às explosões da criança nesse ambiente. Trata-se de absoluta necessidade você participar da conversa e assumir as consequências quando seu filho explode em sala de aula. Mas conversar com ele em casa, várias horas depois de ocorrido um incidente na escola, não é lá muito favorável. Como sugeri antes, deve-se examinar com cautela o relatório do professor sobre o filho, discutir o que devia ter feito e mandá-lo escrever uma carta ao educador, informando-lhe como agirá de forma melhor.

Suponha, porém, que isso não o leve a parte alguma. Um método que se pode usar a fim de intensificar o processo para os alunos pré-escolares e do jardim de infância (e também com crianças mais velhas, embora só como ameaça – que com certeza atrairá atenção) consiste em um dos pais poder estar na escola por longos períodos (toda uma manhã ou tarde, por exemplo) para a intervenção direta na hora de um incidente. Converse com o professor de seu filho para descobrir em que hora do dia é maior a probabilidade de ocorrer um faniquito ou um acesso de raiva e esteja no local nessa hora. A situação profissional de muitos pais não permitirá isso, mas os que conseguem fazê-lo dizem que dá muito certo.

Algumas escolas permitirão aos pais sentar-se em silêncio no corredor, diante da sala de aula do filho. Outros pais usam uma variação dessa estratégia. Ficam no estacionamento da escola cuidando de assuntos de trabalho ou lendo, celular a postos, de forma que o professor possa avisá-los sobre um iminente acesso de raiva e eles poderem correr para a sala de aula. Uma mãe me contou que apenas surgir do nada e surpreender o filho no meio de um acesso de raiva causou-lhe uma experiência tão chocante que ele nunca tornou a repetir a cena.

Assim que o alertarem que seu filho subirá pelas paredes, entre tranquilamente na sala de aula, tome-o pela mão e saia com ele para o corredor. Nesse momento, você tem várias opções. Se a criança logo se acalmar e recuperar o autocontrole, converse com ela durante alguns minutos no corredor, explicando que o comportamento de sala de aula não se incluía na zona de gente grande e que você espera mais. Se necessário, também pode adverti-la que, lamentavelmente, acabou de reduzir os privilégios para a noite. Mais uma explosão lhe garantirá a perda de todos os privilégios.

É importante conversar com a criança sobre como devia ter agido, coisa que os pais muitas vezes se esquecem de fazer. Somos às vezes muito rápidos para dizer a um filho que o comportamento dele é inadequado, assumindo de algum modo que a criança se dará conta de que devia haver alternativas. Isso talvez funcione para algumas crianças, mas, quando um menino muito novo é flagrado em plena explosão, a visão das alternativas fica difícil para ele. A não ser que lhe demos sugestões de como devia ter agido – sugestões que chamo de "comportamentos substitutos" – o deixaremos sem nada, além de saber apenas que fez uma coisa errada, sem lhe dar uma pista quanto ao que devia ter feito.

Antes de levá-lo de volta para a sala de aula, diga-lhe que terá de desculpar-se com a professora pelo comportamento, porque gente grande admite os erros que cometem e dão duro para corrigi-los. Informe-o que ele terá de dizer à professora que agirá corretamente da próxima vez. Também afirme que, se estiver empenhado em fazer mudanças, será recompensado com muita diversão.

Se seu filho continuar fora de controle quando retirá-lo da sala de aula – chutando, gritando, batendo –, em vez de tentar falar com ele no corredor, onde é provável que continue descontrolado, combine de levá-lo ao escritório do diretor ou do orientador da escola para uma conversa. Se ainda permanecer fora de controle, leve-o para casa. O mais provável é que terá se acalmado quando chegar, o que permitirá uma breve conversa sobre o que ele fez para se meter em encrenca e como devia ter agido em vez de fazer isso. Se morar perto da escola, leve-o de volta e mande-o pedir desculpas à professora pelo comportamento repreensível. Se não for possível retornar à escola, não deixe que a criança seja de modo inadvertido recompensada com o acesso a lanches, guloseimas, brinquedos ou *video game*s. Em vez disso, negue-lhe o acesso a essas coisas pelo resto do dia.

Uma mudança nesse programa para a criança opositora de seis a dez anos, que permanece em obstinada resistência a mudar, é informá-la que, como você teve de se ausentar do trabalho para ir à escola por causa desse comportamento, está perdendo dinheiro por não trabalhar. Devido a essa perda de renda, ela terá de lhe pagar pela ida à escola. Como a criança não tem dinheiro próprio, o único modo de poder pagar é em espécie. Isso significa que passará boa parte da noite fazendo tarefas e trabalhos domésticos. Embora alguns pais talvez a julguem uma medida muito severa, outros a veem como simples bom senso, um meio de comunicar ao filho que todos os comportamentos têm consequências, e que ele será considerado responsável direto pelo seu comportamento.

Lembre-se que só se deve usar essa técnica quando se tem absoluta certeza que a atitude da criança se deveu a um comportamento opositor proposital. Também só passe para essa forma intensificada se constatar que os métodos orientados pela conversa não têm funcionado com seu filho. Se tentar usar esse método de devolução/pagamento mas ele piorar ainda mais a situação, largue-o. Embora algumas crianças reajam bem à técnica, outras apenas a consideram exagerada. Como em todas as outras técnicas, é necessário encontrar o equilíbrio. As crianças não reagirão a intervenções que não sejam intensas o suficiente, e tampouco aprenderão com as intensas demais.

Tenha em mente que se deve sempre procurar o raio de esperança. Se você aparecer na escola de manhã, por exemplo, e seu filho não tiver um acesso de raiva, peça permissão à professora para retirá-lo um instante da sala até o corredor a fim de abraçá-lo e elogiá-lo pelo comportamento de gente grande. Se o horário for conveniente, talvez queira se juntar a ele para almoçar, como uma recompensa pelo seu sucesso; se chegar ao fim do dia, leve-o de carro para casa e pare em algum lugar para uma recompensa de gente grande. No jantar dessa noite, anuncie à família que ele teve um dia de gente grande, e depois peça a todos os membros para aplaudirem e darem os parabéns pela conduta da criança. As crianças adoram esse tipo de retorno e levam-no a sério.

Uma advertência sobre advertências

Se fizer uma classificação mental do meu trabalho clínico com crianças da década de 1990, quase não encontro casos em que elas tenham agredido e chutado professores ou pais. Havia casos claros das difíceis de controlar em sala de aula, muitas eram agressivas com os colegas, embora a agressão de uma década ou mais atrás viesse, sobretudo, na forma de arrancar o brinquedo da outra. O desejo de atacar adultos é um fenômeno relativamente novo, surgido durante uma época em que tentávamos usar mais, não menos, comunicação e advertências. Acho isso muito preocupante.

Toda uma indústria gira em torno da ideia de fazer advertências às crianças sobre o comportamento na escola. Na área onde moro, salas de aula do pré-escolar e do jardim de infância empregam na escola esquemas de cor, como vermelho/amarelo/verde, ou até mais elaborados, como verde/laranja/vermelho/azul/roxo para advertir alunos sobre o comportamento. Cada criança tem um cartão, e, se a conduta começa a piorar, o professor muda o cartão de verde, por exemplo, para a cor seguinte, "inferior" (verde representando o melhor comportamento). Quando o cartão começa a mudar para sucessivos níveis inferiores, o educador talvez envie aos pais do aluno um bilhete, ou os pais às vezes acabam por ter uma reunião com o diretor.

Preocupa-me o excesso de advertências. Primeiro, se advertirmos crianças com muita frequência, mas sem apresentar qualquer consequência real, literalmente ensinamos que é seguro ignorar-nos. Isso diz aos que tendem a comportar-se mal que o comportamento negativo não tem consequências reais. Algumas pessoas talvez achem censurável eu dizer que os pais precisam transpor o limiar da atenção do filho com as consequências, ou interpretem mal a afirmação como se eu defendesse o castigo severo. Sou, de fato, defensor apenas do uso de consequências suficientes para obter atenção da criança. Por exemplo, você na certa reclamaria se eu lhe sugerisse a sério que, se sua filha trouxesse as notas elevadas de C e D para A e B, devia recompensá-la com uma tigela de brócolis. A recompensa não teria valor algum para a menina, e seria pequena a chance de que se sentisse recompensada. Da mesma forma, se repetidas vezes seu filho se mostra explosivo em sala de aula e agride ou chuta o professor, é provável que não vá atrair sua atenção dando-lhe um tempo isolado de cinco minutos e dizendo-lhe que não torne a fazer isso. As consequências que expressamos devem ser fortes o bastante para ganhar a atenção de uma criança, falando em recompensa ou em punição. Sem intensidade suficiente, temos pouca chance de modificar o comportamento. Mais uma vez se destaca aqui a importância de interligações, entre família e escola, que ajudem a criar essa sensação de intensidade.

Segundo, se advirto repetidas vezes uma criança sobre seu comportamento, estou lhe ensinando que não tem de aprender a prever as consequências – farei isso por ela. A criança começará a me usar como seu cérebro em vez de aprender a prever o que acontecerá por si mesma.

Alguns dos pais com quem trabalho e cujos filhos não reagem às advertências em casa têm tido resultados positivos mudando para um sistema de não advertência. Na próxima vez que seu filho de três, quatro ou cinco anos tentar agredi-lo, não faça qualquer comentário. Apenas pegue-o, ponha-o logo para fora do quarto e faça o que for necessário para impor um longo intervalo, seguido por uma perda significativa de privilégios depois. Não fique muito preocupado se ele gritar:

– Que foi que eu fiz? Que foi que eu fiz?

Use isso como uma experiência para ver se a frequência da agressão diminui quando você reage de forma imediata, decisiva e sem advertência. Posso prever as objeções que algumas pessoas talvez tenham a essa técnica. Quero, contudo, que pense nela como o que psicólogos behavioristas chamam de "procedimento de modelação". Nosso comportamento é modelado pelo que acontece depois que o colocamos em prática. Em uma classe cheia de meninos, se um deles arrota e alguém ri, pode apostar que ele logo fará de novo. Isso também pode funcionar ao contrário. Se você começar a pensar nesses termos, entenderá por que funciona tão bem dar reforço zero à criança que ignora advertências em casa ou na escola pelo mau comportamento.

Por que Mikey explode

É hora de brincar de detetive, para ver se compreende por que determinado menino de quatro anos explodia com tanta violência no pré-escolar.

Seguem-se as ocorrências observáveis. Em alguns dias, Mikey era colocado no fim da fila, onde tinha de ficar vários passos atrás das outras crianças em companhia da assistente da professora, porque não conseguia manter as mãos paradas. Em outros, deixavam-no seguir no início da fila, posição na qual ficava vários passos na frente dos outros colegas para não se virar com facilidade e mexer com alguém. Ainda em outros, era obrigado a ficar próximo ao meio da fila, mas vários passos à esquerda ou à direita, caminhando ao lado dos demais para não poder agarrá-los ou cutucá-los. No dia em questão, Mikey vinha atrás e uma das coleguinhas saiu da fila. Quando ela retornou ao lugar, colocou-se no fim, não querendo que ninguém achasse que cortava a fila. Isso significou ficar atrás dele, que se voltou e agrediu-a com força, bem na testa. Por isso, o menino se acha em claro perigo de ser expulso da escola particular.

Embora conhecida pela generosidade e pela tolerância do ponto de vista da natureza infantil, a escola não pode em plena consciência expor os alunos a uma criança que os machuca. Devo mencionar que se tratou do terceiro incidente semelhante em três semanas, e que a escola agora o classificou como perigoso, um barril de pólvora infantil que repetidas vezes provou detonar-se sem qualquer provocação evidente.

Mikey de fato explode sem motivo nenhum? A resposta, claro, é não. Crianças não explodem sem motivo. Alguma coisa sempre acontece com elas quando o fazem.

Quando a mãe do menino chegou à escola para buscá-lo, ele contou que explodiu e bateu na menina porque "ela entrou na fila atrás de mim". Confesso que essa situação era nova para mim. Ocupando a cátedra de psicologia durante muitos anos na época em que conheci Mikey, jamais ouvira falar de uma criança explodir porque alguém entrara na fila atrás dela.

Também preciso admitir que a princípio não compreendi. Lembrar o incidente agora me deixa ainda mais consciente que, quando não entendo por que uma criança faz alguma coisa, preciso formar meu próprio conselho, ouvir com mais atenção e fazer mais perguntas. Quando falei com a diretora ao telefone, comecei a entender. Mikey dissera antes, naquele dia, que a professora prometera que, quando a garotada entrasse em fila para o bebedouro depois do período de recreio, ele poderia ser "Caboose", o último vagão de passageiros do trem famoso nas histórias de Walt Disney.

Telefonei então à mãe do menino para perguntar se sabia disso, e ela disse que sim, mas esquecera de comentar comigo. Também acrescentou que Mikey contara que queria ser o Caboose porque, quando não tinha ninguém atrás na fila, não se sentia pressionado no bebedouro. Detestava as ocasiões em que não podia levar o tempo necessário para matar a sede, sem os outros colegas gritando que se apressasse e acabasse logo para também beberem. Contara isso à mãe, mas não à diretora. Encontravam-se peças do quebra-cabeça em todo lugar. Uma vez encaixadas, ajudariam-nos a entender por que o menino explodiu naquele dia. Conhecer esses detalhes possibilitou começar a enxergar a situação pelos olhos dele e determinar que a explosão fora um desastre de esquema. A criança tinha como certo que seria a última da fila e que ninguém podia ficar atrás, atrapalhando seu plano de saciar a sede.

Quando nos reunimos para conversar sobre o incidente na escola, Mikey me disse que vinha esperando a chance de matar a sede a manhã toda. O comportamento anterior nos revela que ele tem o tipo de temperamento que o deixa propenso a elevar carências e desejos à realidade iminente, acreditando que se trata de algo que acontecerá com toda certeza. Nunca lidou bem com surpresas ou transições inesperadas. Fica irritado se acha que está indo de carro com a mãe ao supermercado e ela para na lavanderia a seco primeiro. Deus ajude a família se ele está assistindo ao desenho animado favorito e falta energia. Pode ficar enfurecido durante horas com uma coisa assim.

Toda a estabilidade emocional de Mikey depende de previsões realizadas. Saber que apresentava um problema de roteiro preestabelecido permitiu-nos usar intervenções muito exatas na tentativa de ajudá-lo a viver esses acontecimentos sem explodir. Por exemplo, os pais tornaram-se vigorosos em expô-lo a surpresas e fatos inesperados, como tratado no Capítulo 2. Diziam-lhe que estavam a caminho do supermercado, mas paravam primeiro na loja de ferragens. Mudavam de ideia sobre em qual restaurante comer. Alteravam as ruas que tomavam para a maioria dos lugares a que ele se habituara a ir, uma coisa que tinha aguda consciência e à qual era sensível.

Também iam à escola do filho depois que todos já haviam saído e faziam-no interpretar o papel de permanecer calmo quando interrompido no bebedouro, alguém esbarrando nele ou furando fila. Essas atividades no lugar onde ocorre o comportamento problemático são muito mais eficazes que apenas conversar a respeito ou fazer representação de papéis em casa.

Declarações de pais sobre ataques de fúria na escola

Como nos capítulos anteriores, é interessante saber de pais que usaram alguns dos métodos incluídos neste capítulo.

Atendi à primeira criança, H., de seis anos, por um breve período, devido aos acessos de raiva na escola e à incapacidade de aceitar inesperadas mudanças e transições. Ensinei-lhe tudo sobre o comportamento de gente grande e por que as mudanças e surpresas o faziam explodir. A mãe escreveu:

> Quando viemos consultá-lo, eu estava perdida. Andava recebendo relatórios de acessos de raiva durante o dia na escola. Ele se frustrava com frequência sempre que várias coisas não saíam do jeito que queria. Quando ocorriam, era quase impossível acalmá-lo. Tinha de "seguir o curso natural até se esgotar", antes de acalmar-se.
>
> Esse retorno de pensar como gente grande e o da mudança de comportamento foram umas das maiores ajudas. Sempre que ele começava a ter ataques, a se lamentar ou chorar, o uso desses termos ajudava-o, e a nós, a entender como devia agir. Expô-lo a inesperadas surpresas contribuiu para habituá-lo às mudanças no cotidiano. Quanto mais exercitávamos isso, menos presenciávamos acessos de raiva.

S., que ia entrar no jardim de infância, teve semelhante sucesso ao aprender a lidar com a necessidade de estar no controle. A mãe escreveu:

> Ele sempre foi uma criança que gosta de regras e de fazer a mesma coisa à mesma hora e da mesma forma todos os dias. Vive me pedindo para lhe dizer as horas, mesmo se tem um relógio em pleno alcance do olhar. Também gosta de saber o lugar exato aonde vamos, sempre que entramos no carro.
>
> No pré-escolar, discutia com a professora se solicitado a fazer o trabalho em uma ordem diferente ou se tivesse de ir a outra sala para um teste. Uma vez, quando a professora tentou forçá-lo a concordar com uma mudança, perdeu as estribeiras e tornou-se fisicamente agressivo com ela e com os outros alunos. Assim que a professora procurou contê-lo, arranhou-a e tentou mordê-la. Também ficava nervoso e frustrado se não conseguia terminar exercícios ou tarefas da forma correta na primeira vez.

> Muitas vezes, quando isso acontecia, embolava o papel na mão e se recusava a concluir o trabalho.
> Neste verão, temos trocado bastante o horário dele. As horas das refeições variam todo dia e muitas vezes fazemos as atividades da noite pela manhã ou vice-versa. Quando vamos a um lugar conhecido, alterno com frequência o itinerário. Ao informá-lo de nossos compromissos para a saída do dia, intercalo uma ou duas paradas extras, ou omito alguma coisa que estava no plano original. No início, ele não gostou das mudanças, mas agora tem aprendido a seguir com a maré.

Mikey propiciou-me uma lição na qual precisei trabalhar, mesmo no adiantado estágio da carreira. A história dele me mantém a aguda consciência que, quando uma criança explode na escola, sobretudo quando a explosão inclui agressão, todos tendem a diagnosticá-la como tendo transtorno negativista desafiador ou sendo uma criança violenta. Mas há muitas outras causas de explosão latentes pouco abaixo da superfície, e, se continuamos a observar as crianças e permitir que nos contem suas histórias, essas causas ocultas quase sempre se revelarão. Se eu não tivesse escutado Mikey ou apenas chegado à conclusão de que ele explodia porque era um menino mal-educado ou mau, teria lhe causado uma lamentável injustiça.

7

TUDO ME PREOCUPA

Alguns meninos explodem porque se preocupam demais. Entre eles, há os perfeccionistas, por exemplo, sempre tentando fazer tudo sem erro. Enfurecem-se porque a capacidade de permanecerem calmos está tão estreitamente ligada às tentativas de serem perfeitos que mesmo o mínimo engano deixa-os loucos de raiva. Trata-se dos que se batem e rasgam o dever de casa depois de abrir um buraco com a borracha por tentar fazer determinada letra ter a aparência simplesmente exata. Ou dos que têm acessos de fúria no campo de beisebol após rebaterem para fora ou cometerem um engano. Atiram capacetes, bastões e chutam bebedouros em imitação aos "meninos" dos times principais.

Outros se atormentam com questões de segurança. Sentem obsessiva preocupação com a ideia de serem mortos ou levados no meio da noite por bandidos, fantasmas ou monstros. Esses garotos muitas vezes escondem bem os sintomas. Deixam os pais quebrando a cabeça e perguntando-se por que os filhos não dormem nas próprias camas, não passam a noite toda na casa do amigo em um pernoite de aniversário, insistem que todo mundo tem de vir à sua casa para brincar, ou correm aos gritos de terror quando um dos pais some da vista. Não explodem da mesma maneira que os perfeccionistas. Em vez disso, as crianças obcecadas por segurança, angustiadas por separação, tendem a agir de forma bastante frenética, exibindo, às vezes, o tipo de medo que se vê nos filmes de horror.

A prevalência dos transtornos de ansiedade em crianças

O *website* do Centro Nacional de Informação de Saúde Mental do Departamento de Saúde e Serviços Humanos dos Estados Unidos <mentalhealth.samhsa.gov> oferece uma excelente descrição dos transtornos de ansiedade infantil, listando-os por tipo.

- Transtorno de ansiedade generalizada: crianças que têm preocupações infundadas sobre a maioria das atividades diárias.
- Transtorno de ansiedade de separação: crianças que têm acentuada dificuldade de afastar-se dos pais.
- Fobias: medos de eventos ou objetos específicos.
- Ataques de pânico: períodos de medo intenso sem qualquer causa objetiva.
- Transtorno obsessivo-compulsivo, mais conhecido como TOC: inclui comportamentos como impulsos irresistíveis de lavar as mãos ou uma inexplicável necessidade de manter as coisas em perfeita ordem.
- Transtorno do estresse pós-traumático: causado em geral pela experiência relacionada ou decorrente de evento ameaçador e recorrentes pensamentos traumáticos sobre ele, além de uma enorme diminuição da sensação de segurança.

O *site* indica que mais ou menos treze em cada cem crianças e adolescentes entre nove e dezessete anos sofrem de algum tipo de transtorno de ansiedade. As meninas têm mais tendência que os meninos a sofrer desses transtornos, e cerca da metade das crianças e adolescentes diagnosticados com um transtorno de ansiedade tem um distúrbio comórbido* secundário presente.

Sabe-se que é difícil diagnosticar a ansiedade em crianças muito pequenas, com menos de seis anos. Susan Warren e colegas do departamento de psiquiatria da Universidade George Washington, contudo, mostraram que é possível usar uma versão modificada dos critérios tradicionais empregados na diagnose de crianças mais velhas e de adultos para identificar crianças entre dezoito meses e cinco anos que exibem sintomas de fobia social (dificuldade de abordagem e interação com outros, por exemplo) e transtorno de ansiedade generalizada. A óbvia importância disso é que a identificação precoce dessas crianças pode levar à intervenção antecipada, na esperança de tirá-las do caminho para a depressão e a ansiedade que talvez, de outro modo, percorram ao ficarem mais velhas.

Sabemos que a ansiedade está relacionada a vários fatores genéticos. Um estudo realizado no Reino Unido pesquisou mais de quatro mil pares de gêmeos de quatro anos na tentativa de examinar esses fatores. Encontrou ligações genéticas muito fortes para comportamentos obsessivo-compulsivos e timidez/inibição. Também constatou que, embora uma criança possa nascer com tendência a ter intensa reação à separação dos pais, sua reação última também é influenciada pelas interações com outros no ambiente.

Pouco se sabe sobre os motivos pelos quais as crianças adquirem de fato transtornos de ansiedade. Todos sabemos que a própria

---

* Comorbidade relaciona-se à ocorrência de dois ou mais transtornos de saúde no mesmo paciente. Em geral, usa-se o termo para descrever a sobreposição de outras doenças que necessitam de tratamento diferente do indicado para o caso de ser apenas uma doença. (N. T.)

ansiedade é parte normal da vida para as crianças, como vimos na hesitação em ficar perto de estranhos, na dificuldade de separar-se dos pais e na ansiedade em relação a situações novas. Pode-se, com razão, considerar a criança que chega ao nível de transtorno como tendo os receios normais multiplicados por dez, embora essa descrição não nos diga por que a ansiedade de algumas crianças permanece na classificação "normal" e a de outras não.

Dentro da mente de uma criança preocupada

Precisamos entender inúmeras coisas sobre as crianças preocupadas. Como Nostradamus, o famoso vidente do Renascimento, elas estão sempre tentando prever o que acontecerá. E, como ele, sempre predizem acontecimentos apocalípticos. A diferença é que não preveem desastres coletivos, mas do tipo pessoal: "Com certeza vou me dar mal nisso" ou "Com certeza vou falhar naquilo". Temem erros que ainda não cometeram, antecipando um aborrecimento futuro. Incomodam-se com a preocupação e dizem que sabem que o jeito de pensar não é como o das outras crianças. Sabem que se sentiriam melhor se pudessem apenas abandonar a preocupação, mas abandoná-la não é fácil. Trata-se, afinal, da forma como sempre pensaram. Sendo ansiosas, são tão avessas a experimentar novas maneiras de pensar quanto a experimentar novos alimentos, jogos ou lugares.

De que outro modo você pode reconhecer os preocupados? Se identificar seu filho na lista de comportamentos a seguir, é possível que ele se enquadre nesse perfil.

- Os meninos preocupados muitas vezes adquirem a fama de rígidos e ansiosos entre os outros meninos. A falta de relaxamento impede-os de aprender a aceitar uma gozação, e, se levam um empurrão ou uma pancada ao praticar esportes, agem como se o outro menino tentasse machucá-los de propósito. Muitas vezes evitam atividades que os coloquem em vigoroso contato físico com os demais. Por isso, acabam sendo rejeitados pelos outros meninos e com frequência fazem amizades com meninas. Apesar de a ideia de os filhos serem amigos de meninas aquecer o coração de algumas mães em público, faz a maioria dos pais encolher-se de medo. Sabemos o que acontece com os meninos que não se adaptam com pessoas do mesmo sexo. Tornam-se marginalizados e rejeitados por eles. Embora possam desenvolver talentos especiais e se tornarem bem-sucedidos, assim que saem do ensino médio carregam as cicatrizes da rejeição pelos anos futuros, em forma de insegurança e ressentimento com homens de porte físico mais avantajado.

- Os preocupados e perfeccionistas são atados às regras. Quase sempre tentam dizer aos outros colegas o que devem fazer e se aborrecem quando não seguem as regras de maneira rígida. Uma menina que conheci tentava dizer a todos os companheiros de montaria – inclusive aos adultos – onde sentar-se no restaurante a que sempre iam após saírem do estábulo. Essa inflexibilidade fazia a garota parecer controladora e provavelmente uma companhia não muito divertida.

- Os ansiosos são tão tensos que as outras crianças sabem que podem com facilidade detoná-los xingando-os ou gozando-os. Nesse sentido, proporcionam grande entretenimento aos pares menos preocupados.

- Como gastam a maior parte da energia mental em preocupações, muitas vezes deixam de adquirir aptidões sociais e não aprendem a interagir de maneira fluida, calma. Jamais lhes ocorre perguntar às outras crianças o que elas gostam de fazer nem pelo que se interessam. Isso as faz parecer egocêntricas e fechadas às opiniões dos demais.

- Fazem muitas perguntas sobre atividades normais em que outras crianças se envolvem sem preocupação, o que alerta para o fato de que estão desesperadas para compreender se serão machucadas. "Alguém já caiu dessas barras do trepa-trepa? Qual é a dureza do chão embaixo delas? Acha que talvez tenha vidro quebrado no chão embaixo dessas barras do trepa-trepa?"

- Inventam desculpas: "Não posso subir na corda na aula de ginástica hoje porque machuquei as mãos ontem à noite. Posso machucar ainda mais se tentar"; ou "Não posso andar na montanha-russa hoje. Peguei um resfriado, e todo esse vento do passeio talvez me deixe mais doente".

- Com o tempo, a vida dessas crianças em geral fica cada vez mais limitada se os medos começam a dominá-las. Antes passeavam pelo bairro sem dificuldades. Agora só querem brincar no quintal de casa.

- Exageram a reação a enfermidades ou machucados, acreditando que a profecia de um fim horrível para si mesmos se realizará.

Enquanto todas essas preocupações podem dominar a vida de uma criança e desfazer qualquer potencial de felicidade, o nível de preocupação que acompanha o TOC multiplica-se por várias ordens de magnitude. Por exemplo, algumas crianças com TOC adquirem hábitos e rituais secretos que as fazem sentir-se seguras e acreditar na absoluta necessidade de persistir neles. Algumas crianças com fobia a germes lavam as mãos vinte vezes por dia, por exemplo, ou tomam cinco banhos. Se incapazes de levar adiante esses impulsos, não se sentem seguros nem confortáveis. Conheço uma menina que tem de concluir cada frase com uma entonação musical elevada da voz. Se não o faz, obriga-se a dizê-la repetidas vezes.

Outro menino tem de pisar com o pé direito ao cruzar qualquer entrada. Faz uma pequena dança sapateada ao se aproximar da entrada a fim de ajustar o ritmo para permitir-lhe transpô-la do jeito que julga necessário. Por fim, outra menina se recusava a sentar-se no chão acarpetado na escola durante a contação de histórias porque se convencera de que "podia" haver um grampo afiado ou um alfinete que a espetaria e lhe passaria germes mortais.

Opções de tratamento

Embora eu não seja adepto da crença que se deve recorrer à medicação apenas porque um filho é ansioso, preocupado ou explosivo, amplos indícios confirmam que o medicamento às vezes é bastante útil na interrupção das preocupações e obsessões que roubam a infância de uma criança com TOC. Entre 40% e 60% dos indivíduos diagnosticados com TOC obtêm alívio pelo menos parcial tomando um inibidor seletivo de reabsorção (ou recaptação) de serotonina (ISRS). Também é importante notar que os índices de reação para as terapias baseadas em exposição e as terapias cognitivas são semelhantes aos da medicação, portanto há mais de uma opção para o tratamento de TOC.

Se seu filho exibe os comportamentos obsessivos e ritualísticos vistos no TOC (excessiva lavagem de mãos, necessidade de enfileirar os objetos ou guardá-los em uma determinada ordem, necessidade exagerada de limpeza, e assim por diante), em minha opinião é crucial consultar o pediatra e obter a indicação tanto de um psiquiatra infantil, que pode determinar se é aconselhável um medicamento, quanto de um terapeuta habilitado nos vários métodos psicológicos para o TOC. Dito isso, no restante deste capítulo limitarei minhas sugestões ao tratamento de crianças ansiosas, preocupadas, explosivas, e não das que sofrem de TOC completo.

Talvez você se sinta tentado a usar as técnicas de terapia baseada na exposição que descrevi no Capítulo 2 com seu filho preocupado, e em muitos casos elas funcionarão. Tome as crianças perfeccionistas, por exemplo. Em meu livro *The Depressed Child* descrevi como dessensibilizar crianças para os erros cometidos passando-lhes dever de casa de errar. Emprego esta técnica com muitas crianças que julgam seus erros eventos horríveis, explodem e choram como se uma catástrofe houvesse ocorrido quando derramam suco ou se não conseguem fazer um desenho perfeito.

Peço a um dos pais que interprete o papel de cometer um erro, usando técnica semelhante aos métodos de encenação que descrevi no Capítulo 2. Nesse cenário, o pai finge ser o "filho". A criança real vê o "filho" envolver-se em alguma atividade em relação à qual ela é perfeccionista, como assinar o nome em um pedaço de papel. O "filho" começa a exibir uma agitação cada vez mais óbvia quando ele não consegue escrevê-lo de modo perfeito. Resmunga em voz alta sobre como está horrível, queixa-se, geme, e por fim rasga o papel e se joga no chão em um faniquito. Nesse momento, a maioria das crianças reais já se diverte à beça ao ver o "filho" agir de maneira tão revoltada.

Em seguida, o "filho" encena o ato de assinar o nome, dizendo que ele não tem de fazê-lo perfeitamente e é importante ficar calmo.

Depois se pede à criança que interprete o papel do mesmo enredo, finja ficar tão frustrada que perde todas as estribeiras, berrando, gritando e rolando no chão – qualquer coisa que a ajude a ilustrar o absurdo de ter ataques de raiva por um problema de tão pouca importância. Como acima, a criança real faz então um papel em que luta para escrever o nome, mas resiste ao desejo de apagar o tempo todo na tentativa de escrever as letras perfeitas. Durante esse tempo, ela também é incentivada a permanecer calma, dizendo em voz alta: "Estou no controle", "Vou ficar calmo" ou algo semelhante.

Após essa encenação, passa-se à criança a tarefa de cometer vários erros por dia. Dedicar-se ao treinamento de erros com o filho é uma forma excelente de manter as coisas despreocupadas, para que ele aprenda a não se preocupar com deslizes cotidianos. Por exemplo, trabalhei uma ocasião com um menino que tinha terríveis acessos de raiva se deixasse alguma coisa sujar a blusa ou a calça. Dei a pai e filho a tarefa de vestir camisetas velhas e ir a um restaurante de *fast-food*. Mandei-os comprar hambúrgueres e não esquecer de enchê-los de *ketchup*. Deviam então comer os sanduíches de modo que garantisse as camisetas manchadas de *ketchup*. A tarefa do menino era lembrar a si mesmo que isso não era nada de muito importante, pois podia pôr a camiseta na lavadora assim que voltasse para casa. O pai me contou depois que se divertiram muito ao fazer o exercício, que também ajudou o filho a relaxar em relação aos pequenos erros, além da vantagem extra de aproximar mais os dois.

Se você decidir usar o treinamento dos erros com seu filho, diga-lhe que ele precisa adotar uma série de pensamentos como dele próprio: não há nada de tão sério em cometer erros. Quase todo engano cometido por uma criança pode ser facilmente reparado. Explique, além disso, que o menino tem de assumir a responsabilidade pelos próprios erros e corrigi-los, acrescentando: não significam nada de negativo sobre você, a não ser que continue a cometê-los repetidas vezes – momento em que precisa reconhecer que não está aprendendo com eles e precisa perguntar-se por quê.

Durante o treinamento dos erros, você observará como a criança age quando comete um erro de verdade. Se a vir permanecer calma, saberá que a prática tem surtido efeito positivo. Se continuar a explodir, torna-se óbvia a necessidade de mais trabalho para dessensibilizá-la aos enganos que cometer. É provável que ajuda profissional de um psiquiatra (ou psicólogo infantil, ou assistente social clínico, ou, ainda, orientador profissional com formação), nesses casos, seja adequada.

Também pode-se recorrer à terapia de exposição com crianças que entram em pânico e reagem de forma exagerada porque temem ficar longe de você em casa. Trabalhei uma vez com um menino que tinha medo de entrar sozinho em certos aposentos da própria casa (sobretudo nos do andar de cima) por temer que algo de ruim lhe acontecesse. Explodia se não tivesse os pais no campo visual. Resolvemos o problema de forma muito conveniente, ensinando-lhe a usar um cronômetro. Recebeu como tarefa inicial entrar sozinho em vários quartos e cronometrar o tempo em cada um por um minuto. Não tinha permissão de entrar no mesmo aposento repetidas vezes. Podia então trocar o minuto por uma ficha, que por sua vez trocava por atividades especiais, brinquedos ou guloseimas. À medida que foi melhorando na incumbência, aumentamos o período de tempo que ele teria de ficar em um quarto para ganhar uma ficha. Também tornamos as fichas mais valiosas para o menino não achar que estava sendo explorado. Ele logo perdeu o medo e parou de ter acessos de pânico, raiva e explosões quando era necessário entrar sozinho em qualquer dos aposentos.

Provas

Às vezes, a origem dos medos da criança é um alvo enganoso. Que fazer quando seu filho sente medo da morte, de ser sequestrado ou machucado por pessoas ruins? Sem dúvida, não queremos expor a criança a essas situações de nenhuma maneira significativa. É então que recorremos à terapia cognitiva comportamental. Todos os medos baseiam-se em provas. Algumas pessoas se sentem ansiosas porque algum acontecimento na vida real as machucou ou as deixou assustadas, o que lhes dá a prova de que o mundo é perigoso e de que devem manter uma vigília constante. Para a maioria das crianças, porém, a prova está apenas em acreditarem que alguma coisa ruim *possa* acontecer. Nos dois casos, se quiser resolver o problema da profunda ansiedade com segurança de um filho na faixa de seis a dez anos, precisa ajudá-lo a ver que na verdade não há qualquer prova real de que alguma coisa ruim certamente acontecerá. Há inúmeros meios de fazê-lo, alguns dos quais as crianças acham muito divertidos.

Talvez lhe pareça estranho eu descrever como "diversão" o trabalho com as ansiedades de crianças. Meu objetivo aqui é que você entenda o seguinte: se levar demasiado a sério as ansiedades de um filho, possivelmente lhe dará a impressão de que teme a mesma coisa que ele, o que em si já constitui prova que o menino se ache condenado de verdade. Quando uma criança o vê agir de maneira despreocupada, isso transmite a mensagem de que também pode se sentir seguro porque você se sente seguro.

Quero lhe falar da "terapia-meteorito", uma coisa que faço com crianças que se preocupam com tudo. Após ouvi-las por algum tempo e ficar claro que a preocupação é excessiva, peço a todos os presentes na sala – quase sempre o filho, os pais e eu – que ponham um dos meus grandes manuais na cabeça (é preferível usá-los para alguma coisa que não ocupe espaço!). Em geral, tanto as crianças quanto os pais parecem perplexos. Tão logo todos nos sentamos com os manuais na cabeça, explico que, como dizemos, os meteoritos se precipitam e colidem no espaço sideral, e fragmentam-se em pedaços menores ao entrar em nossa atmosfera. Saliento então que esses pedaços despencam céu abaixo e é bem possível que um deles atravesse o telhado de meu consultório e atinja com força a cabeça de um de nós.

Nesse momento, é comum a criança já estar rindo e achar que talvez seja exagerada a minha preocupação. Então eu digo:

– Mas *poderia* acontecer. Não é *impossível*!

Constato que, quanto mais afirmo de maneira descontraída e bem-humorada que um meteorito poderia me atingir com força na cabeça a qualquer momento, mais as crianças insistem em que estou sendo bobo ou pateta. É essa a minha exata intenção. Quero que vejam como minha preocupação com uma coisa que não tem chance de acontecer é exagerada, assim como a delas. Quero que saiam do consultório relaxadas, mesmo que apenas por alguns minutos, de modo que experimentem a alternativa para o estado de ânimo preocupado em que vivem.

Também quero falar sobre o que denomino "terapia de probabilidade". Muitas vezes uso-a com crianças que se lançam em brutais ataques na hora de dormirem sozinhas no próprio quarto – um dos problemas mais comuns com as ansiosas entre cinco e oito anos ou um pouco além. Invariavelmente, sentem medo de monstros/fantasmas/assombrações/bandidos, por acreditar que serão capturadas ou feridas se ficarem sozinhas nos quartos. Tão logo entendo que é esse o caso de uma criança, vou até meu outro consultório? e pego a calculadora, que tem um grande mostrador digital. Filho, mãe e eu nos sentamos e realizamos uma certa rotina.

Criança: Que vai fazer com isso?

Eu: Vou usá-la para calcular quantos dias você já está aqui no planeta. Vejamos: acabou de fazer seis anos, o que significa que está aqui há 2.190 dias. Venha cá e deixe-me lhe mostrar que grande número é.

Criança: Uau!

Eu: Agora, isto é o que quero saber: em 2.190 dias, quantas vezes bandidos, fantasmas, assombrações ou monstros entraram no seu quarto e fizeram alguma coisa de ruim a você?

Criança: Como?

Eu: Quantas vezes nos 2.190 dias bandidos, fantasmas, assombrações ou monstros pegaram você?

Criança: Bem, nenhuma, eu acho.

Eu: Não usamos "eu acho" quando se trata de coisas importantes como esta. Quero que me diga de verdade quantas vezes eles entraram no seu quarto e fizeram algo de ruim a você.

Criança: Nenhuma.

Eu: Tem certeza?

Criança: Você está sendo bobo!

Eu: Estou, sim. Mas escute, é isto o que quero que você entenda. Se bandidos, fantasmas, monstros ou assombrações não entraram no seu quarto, nem fizeram algo de ruim a você em 2.190 dias, quais as chances de alguma coisa ruim acontecer?

Criança: Não muitas, eu acho. Oops. Quer dizer, não muitas.

Eu: Muito bem, deixe-me fazer uma pergunta a sua mãe. Quantos anos você tem?

Mãe: Tenho trinta e três e meio.

Eu (para a criança): Uau, agora nós vamos ver uns números muito grandes mesmo nesta calculadora. Vejamos aqui, isso dá, oh, minha nossa, sua mãe já está aqui no planeta há 12.232 dias!

Criança: Uau!

Eu: Agora, quero que você pergunte a sua mãe quantas vezes em 12.232 dias viu bandidos, fantasmas, monstros ou assombrações entrarem no quarto dela e lhe fazerem alguma coisa ruim.
Criança: Mãe?
Mãe: Nunca. Nem uma vez.
Eu: E, por falar nisso, quero que você pergunte a sua mãe quantas vezes em 12.232 dias ela leu uma matéria real no jornal, ou viu nos noticiários da televisão, em que se mostravam fotografias de um monstro real, um fantasma real ou uma assombração real.
Criança: Mãe?
Mãe: Nunca. Nem uma vez.
Criança: Mas eu vi alguns na TV. Brandon estava vendo algum programa.
Mãe: Querido, aqueles eram de mentirinha, como as fantasias muito criativas na comemoração do *halloween*. Não eram reais.
Criança: Brandon disse que eram.
Mãe: Ele só estava provocando você. Não eram reais mesmo.
Criança: Tá.
Eu: Mas eu preciso investigar para ter certeza de toda essa história. Alguma coisa de ruim aconteceu a você ontem à noite?
Criança: Não.
Eu: E na noite anterior?
Criança: Não.
Eu: E na noite anterior?
Criança: Não, seu bobo!
Eu: E na anterior?
Criança: Não!
Eu: Antes dessa?
Criança: Não!
Eu: Antes dessa e antes dessa e antes dessa e antes dessa?

Criança: Não, não, não, não, não, não!
Eu: Será que vamos ter mesmo de completar todas as 2.190 noites?
Criança: Não!
Eu: Muito bem, acho que você venceu. Então, o que aprendeu sobre o quanto você está seguro em casa?
Criança: Estou seguro!
Eu: Então, que vai dizer a si mesmo esta noite antes de ir para a cama?
Criança: Vou dizer a mim mesmo que estou seguro e nada vai me pegar.
Eu: E vai lembrar os números e pensar em quantos dias você está aqui no planeta e tudo tem se mostrado maravilhoso?
Criança: Vou.
Eu: Parabéns!

Durante conversas como essa, é importante descobrir o que o filho está usando como prova de que alguma coisa ruim acontecerá. Se ele de fato passou por coisas verdadeiramente ruins no passado, como a casa pegar fogo ou um acidente de automóvel, é importante reconhecer que de fato acontecem coisas ruins, mas só porque uma coisa ruim aconteceu uma vez não quer dizer que acontecerá repetidas vezes, como costumam imaginar as crianças que passaram por situações prejudiciais.

Também é importante lembrar que as crianças podem ficar muitíssimo assustadas com as coisas ruins que veem na TV. Se uma criança é sequestrada em um estado distante, nas semanas seguintes meu consultório fica repleto com as mais ansiosas. Acreditam que, quando veem um fato ruim na TV, ele acontece em todo lugar, até no bairro onde moram, e é alta a probabilidade de acontecer com elas. Mais uma vez, em situações como esta, repasso uma série extensa com as crianças para tentar mostrar-lhes que moram em uma casa e em um bairro seguros.

Simulações

Lembra-se de Steven, o menino que conhecemos no Capítulo 1, que atacava outras crianças no ponto de ônibus porque lhe parecia que simplesmente tinha de ser o primeiro a entrar no veículo? Trata-se de um bom exemplo de outro tipo de criança ansiosa. Não era um perfeccionista, em particular. Não tinha os medos de segurança concentrados por completo na morte, em morrer, nem em bandidos ou monstros, como algumas crianças têm. Não se encaixava nos critérios completos para explicar o TOC, embora fosse muito rígido e inflexível quando punha algo na cabeça.

Podemos dizer a crianças parecidas com Steven que precisamos conversar sobre como devem reagir em determinada situação, e eles vão assentir com a cabeça e tentar mudar de assunto o mais rápido possível. Quando pedirmos uma explicação, insistirão em que sabem o que fazer e não há a menor necessidade de conversar mais a respeito. Isso mostra até onde são ansiosos. Falar sobre a situação provoca emoções tão fortes que eles tentam encerrar logo o papo.

Com Steven, primeiro empreguei uma terapia cognitiva com base em conversa concentrada na afirmação de que nada ruim concebível poderia acontecer-lhe se ele não fosse o primeiro a entrar no ônibus. O menino nunca sabia dizer o porquê exato de ter de ser o primeiro. Era apenas o que lhe dizia o cérebro, como explicava.

Conversamos sobre a ideia de que o próprio cérebro de uma pessoa pode enganá-lo, uma ideia que ele pareceu gostar e integrou ao pensamento. Também gostou da ideia de usar o jogo do cérebro (sobre o qual falei no Capítulo 2). Disse-me que achava que seu cérebro de menino pequeno o enganara a pensar que tinha de ser o primeiro a entrar no ônibus e que agora o cérebro de gente grande compreendeu que era uma ideia boba.

Também usei vários métodos baseados em exposição com o menino. Com algumas crianças, tenho de ensinar o cérebro a não entrar em alerta vermelho expondo-as repetidas vezes ao evento que em geral as faz subir pelas paredes. Um método que empreguei com ele foi mandá-lo ir ao ponto de ônibus com a mãe e o irmão e treinar sendo o segundo e o terceiro a entrar, para mostrar-lhe que tudo daria certo. Outra vez paguei-lhe cinco dólares para esperar e ser o último a entrar, pois desejava mostrar-lhe que nada de ruim aconteceria. O menino acabou por se sair bem e passou a ver as falhas no pensamento. Tinha amplas questões a tratar por causa da tendência a padrões rígidos, porém atacar outras crianças não era mais uma delas.

Se seu filho é um preocupado explosivo, você não chegará a lugar nenhum com punições e consequências. Mais que qualquer outra coisa, as preocupações dele exigem que você lhe dedique tempo, a fim de ajudá-lo a sentir-se seguro e superar os medos que tanto dominam a mente. Em última análise, deve-se sentir agradecida quando a criança lhe diz o que a preocupa, porque isso significa que ela a procura em busca de uma solução. Trata-se de um sinal de confiança, uma indicação de que você conseguiu fazer mais que algumas coisas certas. Lembre-se das crianças que nunca falam a ninguém sobre medos, crescem e tornam-se adultos temerosos, com vidas dominadas pelo fato de que simplesmente não se sentem seguras.

Se seu filho é um preocupado, você também deve colocá-lo em tratamento com alguém que trabalha em essência com crianças e tenha um forte interesse por ansiedade infantil. Todos os profissionais que trabalham com você e seu filho devem ter algum entendimento de terapia cognitiva e de exposição, pois as duas formam uma poderosa combinação. Caso precise recorrer à medicação, é de extrema importância que trabalhe com um médico cujo ofício principal seja tratar de crianças, em geral um psiquiatra infantil, um pediatra ou neurologista com interesse especial em questões psicológicas infantis.

8
TALVEZ EU ESTEJA DEPRIMIDO

Se você anda à procura de um tema incrível em psicologia e psiquiatria infantis, está no capítulo certo. Poucas questões são mais instigantes que diagnosticar crianças com transtorno bipolar. Trata-se de um assunto poderoso o bastante para absorver toda a atenção de pais, profissionais e pesquisadores, na verdade tão poderoso que tende a nos fazer esquecer todos os outros motivos do comportamento irritável, agitado, explosivo. Qualquer um que trabalha com crianças é inundado por perguntas como: "Meu filho explode o tempo todo. Ele é bipolar?".

Transtorno bipolar em crianças

Os estereótipos que temos do transtorno bipolar são de adultos que variam entre a mania e a depressão. Nos primeiros estados hipomaníacos, os adultos bipolares se sentem o máximo e acreditam que a mente trabalha com extraordinária clareza. Para alguns, às vezes consiste em um período de constante criatividade e produtividade.

Contudo as coisas logo ficam ruins. Eles começam a desprezar o sono, entrar em surpreendentes farras, gastos e tornam-se grandiosos a ponto de ter ilusões sobre os próprios poderes e capacidades. Em alguns casos, a mania cessa e avançam devagar de volta à depressão. Os típicos estados de espírito oscilantes rebentam na mais desolada época, de onde eles não conseguem ver nenhum amanhã. O folclore psicológico é cheio de histórias de indivíduos maníacos que morreram porque se recusaram a dormir ou comer e literalmente se consumiram, ou tiraram a própria vida porque apenas não aguentavam mais passar por todos os altos e baixos.

Chegamos ao ponto em que acreditamos que este horrível distúrbio não se limita a adultos, mas também atinge crianças? Sim, chegamos. Mas assim como ocorre com outras formas de depressão, há grandes diferenças entre transtorno bipolar pediátrico e suas versões adultas.

No debate sobre se crianças podem ou não ter transtorno bipolar, duas questões são alvo de acirradas controvérsias. A primeira é saber se elas têm ou não mania, uma pergunta que se encontra bem na raiz do distúrbio. Puristas insistem em que não se pode ter transtorno bipolar na ausência de períodos de mania observáveis. A segunda é se temperamentos muito agitados e frequentes são ou não um indicador de transtorno bipolar.

A questão da mania em crianças foi tratada em importante estudo feito por Joan Luby e Andy Belden, da Universidade de Washington. Os dois examinaram doze sintomas básicos da mania (irritabilidade, extrema euforia, grandiosidade, altos níveis de conversa, pensamentos rápidos, surto de ideias, diminuição de sono, pressão motora, níveis incomuns de atividade e de energia, riso descontrolado, sociabilidade desinibida e hipersexualidade) em um grupo de 303 crianças de três a seis anos de idade. Descobriram que os bipolares tinham muito mais probabilidade de exibir esses sintomas básicos que os saudáveis no grupo.

Por mais úteis que sejam essas descobertas, você precisa estar ciente de como é difícil obter um diagnóstico preciso para seu filho, e da dificuldade ainda maior para um especialista em saúde mental ou um médico sem qualificação especial diagnosticar esse transtorno. Por exemplo, uma análise crítica das fichas médicas de 26 crianças de três a sete anos diagnosticadas com transtorno bipolar por psiquiatras especialistas no Centro Médico do Hospital Infantil de Cincinnati constatou que nenhuma recebera a diagnose de seus próprios médicos. Os diagnósticos mais comuns feitos por estes eram transtorno do déficit de atenção e hiperatividade e transtorno desafiador. Além de ensinar-nos sobre a dificuldade de fazer um diagnóstico preciso, esse estudo mostra como é fácil uma criança receber o diagnóstico errado, o que implica que receberá o tratamento errado, o que por sua vez pode impedir o restabelecimento da saúde durante anos.

Deixemos de lado por um momento a questão da mania e retornemos à dos estados de ânimo agitados. É a extrema irritabilidade, e não mania, que frequentemente põe a criança em um hospital psiquiátrico. A irritabilidade das bipolares é lendária, em geral aceita de forma generalizada como estando muito além da típica que se vê na maioria dos casos infantis. As bipolares parecem às demais *extremamente* explosivas, *absolutamente* fora de controle ou *gravemente* furiosas. Parece existir um tipo bipolar de agitação que não se vê em outros distúrbios, portanto sua existência poderia ser tomada como sinal principal do distúrbio. Mas não há concordância generalizada sobre essa afirmação. Os puristas dirão que o comportamento agitado demais (na ausência de um período de mania) não equivale ao transtorno bipolar, embora haja uma tendência cada vez maior a crianças serem diagnosticadas com transtorno bipolar e tratadas com medicamentos pela agitação.

Uma pesquisa no Instituto Nacional de Saúde Mental examinou essa questão da irritabilidade em dois grupos de crianças entre dez e quinze anos, junto com um grupo contrastante de outras que não tinham nenhuma diagnose. Um grupo correspondia a uma categoria de diagnose relativamente nova, indicada como transtorno grave do humor (SMD, em inglês). As crianças com esse diagnóstico exibem altos níveis de irritabilidade frequente, porém não são acompanhados por períodos de humor eufórico. O segundo grupo corresponde aos que tem ampla aceitação para indicar transtorno bipolar infantil: histórico de pelo menos um episódio maníaco ou hipomaníaco e com humor eufórico. Os pesquisados foram postos em uma experiência destinada a frustrá-los, e os padrões de onda cerebral monitorados durante a tarefa de frustração. Como previsto, as crianças nas duas categorias de diagnóstico se tornaram muito mais excitadas emocionalmente durante a tarefa de frustração que o grupo de contraste. Contudo, houve importantes diferenças-padrão de onda cerebral entre o grupo bipolar e o grupo SMD, indicando que se trata de dois transtornos separados.

As implicações disso na clínica médica consistem em que a baixa tolerância à frustração e os altos níveis de irritabilidade não são, em si e por si, indicadores necessários de transtorno bipolar, sobretudo se não são de natureza episódica. Se você desconfia que seu filho explosivo tenha transtorno bipolar, é melhor levá-lo para ser examinado por alguém com profundo conhecimento do assunto e qualificado para fazer as distinções entre transtorno bipolar, humor irritado crônico, transtorno desafiador, transtorno de conduta e TDAH. Ainda não se tem suficiente conhecimento de SMD para determinar se deve ser tratado com os mesmos medicamentos usados no caso do transtorno bipolar.

Apresento-lhe Jody

Deixe-me falar de uma menina de dez anos, adotada, que poderia ser o modelo de toda a confusão e dor pela qual uma família corre o risco de passar na tentativa de chegar a um diagnóstico preciso e a um tratamento adequado. Os pais de Jody a descreveram como muitíssimo do contra, explosiva e propensa a ser malvada e enfurecer-se sem qualquer motivo aparente. Era agressiva com o irmão; ferira-lhe o rosto com graves arranhões, fechara a porta na mão dele de propósito e o empurrara um lance de escada abaixo. As viagens no carro com ela tornaram-se eventos temíveis, pois a garota sempre aprontava alguma, cuja culpa punha, claro, em outra pessoa. Entrava em intensas brigas e discussões com o irmão quando em visita a parentes, coisa que os pais compreensivelmente julgavam constrangedora. Esse comportamento levara a família ao ponto da dissolução, e os pais haviam pensado seriamente em anular a adoção da garota e devolvê-la ao orfanato. O choque negativo que isso poderia causar-lhe em termos psicológicos era quase inconcebível.

Muitas questões importantes precisam ser levadas em consideração ao ponderar a causa, ou causas, desse comportamento explosivo. Primeiro, ela era psicologicamente sensível e reativa. Se alguém chegasse a insinuar que alguma coisa que ela tivesse feito talvez estivesse errada, isso a lançava em uma série de intensos prantos e queixumes sobre como o mundo era mau para ela. Nesse aspecto, podia mudar tão rápido o humor que tirava o fôlego. O que significava isso? Que ela se cercava de muitas defesas e não tinha força pessoal para admitir quaisquer faltas ou erros? Sofria de alguma forma de depressão agitada? Que era bipolar?

Além do mais, Jody não tinha a menor noção do impacto de seu comportamento nos outros. Por causa disso, tampouco fazia amigos. O fato de ter sido jogada em numerosos lares de adoção no início da vida teria retardado o desenvolvimento social dela? Será que as outras crianças a consideravam excêntrica, explosiva e imprevisível demais para brincar? Ela sempre negava os comportamentos agressivos que resultavam em ferimentos no irmão. Sabia-se que sofrera maus-tratos físicos dos pais adotivos anteriores: vinha extravasando a raiva por isso em outros? Pedi aos pais que a fizessem ser examinada por um psiquiatra infantil. Expliquei-lhes que, além do aconselhamento em que nos envolvíamos, era possível que ela se beneficiasse de medicamento estabilizador do humor. Os pais marcaram a consulta, que, devido à escassez de psiquiatras infantis, levou cerca de um mês para se conseguir. Durante esse tempo, continuaram a atormentar-se com a séria possibilidade de anular a adoção, um problema que lhes dominava a mente, destruía o sono e deixava-os a perguntar-se como o desejo de ajudar àquela criança podia ter dado tão errado.

Por sorte, essa história tem um final feliz. Jody foi ver o psiquiatra infantil, que decidiu experimentar um medicamento estabilizador do humor comum no tratamento do transtorno bipolar. O efeito foi quase imediato e benéfico. Isso significa que não temos de continuar a tratar dos outros importantes problemas em sua vida (as fracas aptidões sociais e a falta de amigos, a belicosa relação com o irmão e a consequência dos maus-tratos por parte dos pais adotivos que deviam estar lá para protegê-la)? De modo nenhum. Precisaremos continuar com essas questões por nenhum tempo. Com o medicamento para tratar-lhe o humor, porém, agora temos uma plataforma muito mais estável com a qual trabalhar.

Depressão infantil

Por mais instigante que seja um assunto como o transtorno bipolar, não podemos nos dar ao luxo de esquecer outros tipos de depressão que afligem crianças e devastam o humor e a motivação. Há razão para ficar alerta e alarmado. As crianças deprimidas às vezes se tornam adolescentes e adultos suicidas, e parece que ser deprimido na infância aumenta em cerca de 400% o risco de depressão na vida adulta.

Raras vezes pensamos em crianças como deprimidas. Na década de 1950, por exemplo, a ideia teórica consistia em que a depressão era uma enfermidade do ego. Como as crianças não tinham idade suficiente para ter um superego em pleno funcionamento – a parte da mente que, além de crítica e punitiva, tende a triturar o pobre ego – não podiam ficar deprimidas. Por sorte, hoje julgamos ultrapassada tal ideia presa à teoria e desejamos usar um pouco mais de bom senso quando pensamos na vida psicológica de crianças.

Quais são os critérios para diagnosticar depressão em crianças? O WebMD <www.webmd.com> alerta-nos para os seguintes sinais de depressão infantil:

- tristeza frequente, tendência a chorar e/ou choro;
- desesperança;
- diminuição do interesse por atividades ou incapacidade de desfrutar as atividades preferidas anteriores;
- tédio persistente; baixa energia;
- isolamento social; fraca comunicação;
- baixa autoestima e culpa;
- extrema sensibilidade à rejeição ou insucesso;
- aumento de irritabilidade, raiva ou hostilidade;
- dificuldade com relacionamentos;
- queixas frequentes de enfermidades físicas, como dores de cabeça e estômago;
- ausências frequentes da escola ou fraco desempenho escolar;
- pouca concentração;
- importante mudança nos padrões de comer e/ou dormir;
- conversas ou esforços para fugir de casa.

Embora essas diretrizes sejam úteis quando se fala de depressão em geral, não nos dizem o suficiente sobre as crianças e a forma como ficam deprimidas. Que mais devemos procurar? Indícios sugerem que meninas deprimidas se assemelham mais a adultos deprimidos segundo as descrições pessoais, devido à hostilidade que dirigem a si mesmas. Envolvem-se em altos níveis de culpa e sofrem de baixos níveis de autoestima, sintomas em geral associados a adultos. Os meninos, em contraposição, mostram níveis de auto-hostilidade inferiores aos das meninas, mas quase tanta raiva, indicando talvez que atribuam a culpa pelas dificuldades a pessoas ou eventos externos.

Seguem alguns dos problemas que vejo com frequência nas crianças deprimidas com que trabalho (e que procuro quando desconfio de depressão):

- Irrompem em ataques de raiva e explodem com pouca provocação verdadeira.

- Mostram pouco interesse em fazer coisas que outras crianças gostam de fazer, sem nenhuma ansiedade observável relacionada a tentar realizar as atividades e sem nenhuma preocupação com o próprio desenvolvimento.

- Raras vezes riem, parecem sérias demais.

- São muito críticas com relação aos outros ou sempre descrevem as outras crianças em termos negativos.

- Não tentam envolver outras crianças em conversa.

- Declaram com frequência que outras crianças são mais inteligentes, fortes, rápidas, melhores artistas, e assim por diante.

- Dizem sempre coisas como "Sou burra" ou "Não sou boa em nada".

- Isolam-se de outras crianças, recusam-se a juntar-se ao grupo, ou expressam a crença de que ninguém gosta delas ou que todo mundo as detesta.

- Desistem fácil em competição ou inventam pretextos a fim de não competir.

- Ficam tristes sem qualquer razão ou choram também sem qualquer razão.

- Emitem a opinião de que a morte seria preferível à existência.

- Usam vagas queixas de enfermidade para evitar a escola, esportes ou outras atividades que envolvam interação com outros.

Claro, a lista poderia continuar sem parar, e deve servir apenas como ponto de partida. Em geral, se você não vê seu filho se misturar com outras crianças (e fazendo-o de forma que deixe óbvio que não se diverte), se ele se sente inseguro e não aceito entre os colegas, e se é pessimista quanto ao sucesso em seu pequeno mundo, deve levar em conta que ele talvez esteja deprimido.

Em meu livro *The Depressed Child*, faço esta pergunta: "Para que serve a depressão?". Considero-a uma questão interessante, acreditando, ao fazê-la, que a resposta é que a depressão consiste em um elo de retroação: um sinal de que alguma coisa profunda e complexa não funciona de forma correta na vida da criança. Sugiro que, ao verificarmos indicações de depressão, precisamos examinar três categorias possíveis de causas subjacentes. A primeira é bioquímica. Muitas vezes forças bioquímicas contribuem para um estado de humor deprimido crônico ou motivos bioquímicos para uma depressão importante – daquela que de repente nos esmaga como um pedregulho caído de um avião. Vê-se pouco desacordo sério na constatação que o transtorno bipolar infantil, tratado antes neste capítulo, tenha base bioquímica, ao contrário do causado por trauma psicológico ou por fatos da vida. Os pais têm excepcional conhecimento dessa causa de depressão e muitas vezes perguntam se existe um exame para ela. É triste responder que não existe um exame disponível em âmbito comercial.

Segundo, outras coisas acontecendo dentro da mente de uma pessoa podem criar um humor deprimido. As crianças que nutrem intensos pensamentos e crenças negativos sobre si mesmas ("Sou imbecil", "Ninguém gosta de mim" ou "Sou feia") vão se encontrar sempre em estado deprimido. Embora o que pensam de si mesmas possa estar longe da verdade, segundo qualquer observador racional, a depressão criada por tal pensamento é muito real.

Terceiro, as coisas que acontecem à sua volta também as deixam deprimidas: demasiada tensão na escola; rejeição dos colegas; situações de família instável; pais hostis, supercríticos ou excessivamente controladores; falta de afetividade emocional no lar – a lista é quase infindável.

Em busca de causas bioquímicas

Pai ou profissional de assistência à infância, você precisa aprender a reconhecer quando se deve ver o comportamento explosivo como um sinal que a criança sofre de depressão com base bioquímica.

Embora a obtenção de tratamento adequado para o filho seja, obviamente, sempre importante, neste caso os erros de diagnóstico às vezes têm consequências duradouras. Pense, por exemplo, no que poderia acontecer se um filho está deprimido, mas mostra poucos sintomas, além de viver mal-humorado e explosivo, e depois lhe atribuem um diagnóstico errôneo de transtorno desafiador opositivo. Para a criança, trata-se de um cenário de pesadelo. Não se sente bem em termos físicos, emocionais e se encontra em desesperada necessidade de alguma coisa que possa curar o distúrbio de humor. Em vez disso, corre o risco de ser confinada pelos pais e perder privilégios, quando na verdade não tem controle algum sobre como se sente e bem pouco sobre como se comporta. Para uma criança assim, as punições apenas reafirmam aquilo em que já acredita, ou seja, o mundo é horrível e ninguém tende a tratá-lo bem. Nessa situação, a depressão aprofunda-se de forma considerável. Minha experiência consiste no seguinte: as crianças mal-humoradas e explosivas por sofrerem uma depressão com base bioquímica (não esqueça que falamos em geral das depressões a partir da primeira série) talvez consigam dizer-lhe que não se sentem bem, mas é improvável que lhe deem algum motivo para explicar por que isso ocorre. Para elas, tudo isso é um mistério, pois nada aconteceu que saibam indicar. Você pode perguntar-lhes sobre qualquer causa concebível de depressão – como as coisas que não andam bem em casa; ser criticada na escola; ter dificuldade com o dever escolar; perdas recentes, reveses ou insucessos... a resposta característica será a mesma: "Não sei".

E dizem a verdade. Têm total desconhecimento de qualquer fator que possa ser a causa de se sentirem como se sentem, e, claro, falta-lhes a capacidade de dizer que se sentem assim porque têm um desequilíbrio dos neurotransmissores no cérebro.

Se você acredita que seu filho está sofrendo uma depressão de origem bioquímica, precisa logo procurar ajuda de um psiquiatra infantil especializado no tratamento da depressão. Constantes indícios mostram que uma criança deprimida tratada com o medicamento adequado pode ter uma rápida recuperação – mais rápida que se recorrer apenas a aconselhamento/psicoterapia –, e a combinação de medicamento e terapia cognitiva comportamental pode fazê-la retornar ao funcionamento normal em um ritmo mais rápido do que medicação ou aconselhamento.

Ao mesmo tempo, também é importante evitar a ideia que os antidepressivos são soluções milagrosas. Cerca de 40% das pessoas que os tomam parecem não reagir a eles. Das cerca de 60% que reagem, algumas sentem importantes efeitos colaterais. Outras reagem tão bem a um placebo quanto a um antidepressivo. Também saiba que o uso de medicamentos ISRS pode na verdade intensificar ideias suicidas em alguns jovens que o fazem. Esse problema está longe de ser resolvido, pois se deu inadequada atenção na pesquisa quanto ao uso de medicamento em crianças. Alguns resultados indicam que antidepressivos que funcionam com adolescentes não funcionam com crianças. Além disso, alguns resultados indicam que em adolescentes o índice de suicídio de fato diminuiu com o aumento do uso de ISRS, mas desconheço qualquer dessas estatísticas referente às de idade inferior.

O poder das crenças

Não podemos menosprezar o poder das crenças de uma pessoa para criar depressão. Trabalhei com uma menina precoce de onze anos que explodia com frequência e berrava para a mãe, ao que parece por nada. Sempre se recusava a falar sobre o que a aborrecia, mas no consultório, um dia, gritou com a mãe:

– Não dá pra entender? Eu me detesto!

Os problemas, tão logo desabafados, eram numerosos: ela se considerava gorda demais, não muito bonita, uma menina por quem nenhum menino jamais se interessaria. Disse-me que queria uma camiseta estampada com a frase "Sou uma droga".

É muito lamentável não sabermos ler mentes. Se soubéssemos, seríamos muito mais rápidos para entender os pensamentos e sentimentos de explosões depressivas e oferecer ajuda a essas crianças bem antes do início de um estado de humor deprimido. Em vez disso, temos de ouvir atentamente o que uma menina diz sobre si mesma em relação aos colegas, irmãos e outros membros da família, sobretudo quando ela explode. Às vezes a verdade chega aos trambolhões durante esses acessos de raiva, e seria melhor prestarmos atenção se quisermos de fato ajudar.

As crianças, ao longo dos anos de interação com pais, irmãos, amigos e professores, criam verdades "secretas" sobre si mesmas – julgamentos sobre mérito pessoal e valor como seres humanos em comparação com as pessoas que conhecem, sobretudo os colegas de sala. As deprimidas quase sempre se comparam com outras de uma forma que as deixa sentindo-se inferiores, e essa inferioridade torna-se a principal verdade privada sobre si mesmas. Raras vezes a revelam aos outros, porque é tão difícil, tão aflitivo e tão doloroso enfrentá-la que simplesmente parece melhor enterrá-la. Desnecessário dizer, contudo, que essa verdade continua a cozinhar no íntimo, desidratando-as de dentro para fora.

Outras maneiras de as crianças deprimidas pensarem também lhes podem ser prejudiciais a longo prazo. Há muito se sabe que alguns indivíduos deprimidos sofrem do que se denominou "impotência de aprendizado". Tendem a acreditar que os eventos negativos na vida pessoal se devem às próprias incompetências e que, por sua vez, estas afetarão todas as áreas de sua vida. Acreditam tratar-se de um ciclo sem chance de mudar, nunca. Em contraposição, atribuem os sucessos à sorte ou ao acaso e acreditam não ter nenhum controle sobre a própria vida.

É legítimo suscitar a pergunta para saber se a terapia cognitiva comportamental pode ou não ser feita com os pequeninos. Uma das exigências desse tipo de terapia é que a criança precisa ser capaz de entender a diferença entre um pensamento, um sentimento e um comportamento. Precisará ter condições de ver como os pensamentos negativos criam comportamentos negativos, os sentimentos negativos criam pensamentos negativos e assim por diante. A teoria do desenvolvimento cognitivo infantil sugere que as crianças só podem dedicar-se ao raciocínio abstrato por volta dos oito anos, e indícios clínicos mostram que as crianças de sete a oito anos são tão capazes de distinguir pensamentos de sentimentos quanto as de dez a onze anos.

Outros dados mostram que as de cinco anos são muito menos conscientes dos próprios pensamentos que as de oito anos, sugerindo que tentativas de usar terapia cognitiva complexa com crianças muito pequenas podem revelar-se improdutivas.

Minha própria experiência levou-me a acreditar que as menores, de três a seis anos, que parecem estar deprimidas reagem muito melhor a mudanças em sua estrutura e ambiente que à tradicional terapia voltada para a conversa. É melhor certificar-se que essas crianças sejam sempre expostas a atividades agradáveis, recebam toneladas da atenção física (sejam postas no colo, abraçadas, aninhadas) e muitas oportunidades de falar sobre as coisas que as incomodam e preocupam (de monstros e fantasmas no armário a medos de serem deixadas para trás, perderem-se ou não serem amadas).

É muito provável que o tempo e a atenção requeridos para envolver crianças em conversa sobre essas questões sejam de fato curativos para filho e pai. Por exemplo, Vicky Flory, uma pesquisadora australiana, ensinou os pais de onze crianças deprimidas a serem mais empáticos durante as interações com os filhos. Isso resultou ao mesmo tempo na diminuição da depressão do filho e da tensão dos pais.

O impacto das forças externas

Nem sempre são os neurotransmissores ou o autoconceito que causam a depressão de uma criança. Às vezes é o que o mundo anda fazendo com ela. Por exemplo, conheço um fantástico menino de nove anos, Seth, que há pouco tempo explodiu com outro garoto em uma festa de aniversário. Este, que era popular entre a meninada do bairro, criticara-o e rebaixara-o em toda situação pública possível durante meses, um dos motivos pelos quais ele se submetia à terapia. Na festa, o menino disse-lhe na frente dos outros colegas que ele era uma droga nos esportes e não sabia jogar futebol direito. Seth respondeu-lhe que podia ser uma droga no futebol, mas não era em artes marciais, que vinha sem fazer alarde aprendendo nos últimos meses. Dá para imaginar o final da história.

Seth se tornara a clássica vítima dessa dinâmica em situações de intimidação nas quais todos os outros meninos se juntam ao valentão para rir de uma criança na esperança que o autor das agressões não se volte contra eles no lugar da vítima. Tão logo Seth demonstrou a todos que não era mais um alvo seguro, a vida melhorou muitíssimo.

Meu principal trabalho com ele, no início, foi escutá-lo desafogar as frustrações de ser humilhado sem parar e apresentar-lhe meios para lidar com isso. Sugeri que entrasse em um curso de artes marciais na esperança aumentar o nível de confiança. Após a vitória, meu trabalho foi ouvi-lo falar sobre como agir em futuras situações. Como bom menino que é, chegou à conclusão que não pode surrar todos os valentões no mundo. Aprendeu que consegue afastar-se dessas situações, mas agora sente a satisfação especial de saber que não tem de fugir por medo.

Algumas crianças, porém, precisam aprender a fugir, e merecem clara atenção e ajuda. Os alvos crônicos de intimidação são muitas vezes fisicamente pequenos, têm insatisfatórias aptidões sociais, baixa autoestima e foram abandonados pelos pares – tudo que os torna atraentes vítimas-alvo. O mundo ocupado por essas crianças pode parecer de uma constante hostilidade por claras razões. Pode haver alguma confusão em torno do fato de essas crianças às vezes explodirem por uma coisa de aparência insignificante, por se sentirem tão frustradas com o que a vida lhes tem feito todo dia? Em certas ocasiões é a última gota que faz transbordar o copo.

As queixas físicas podem às vezes nos alertar para que coisas ruins andam acontecendo com nossos filhos. Há um interessante caso publicado sobre um menino de pavio curto que berrava o tempo todo com a mãe. As notas vinham caindo rápido, e uma ou duas vezes por semana ele se queixava de dor abdominal. Em uma ocasião, as queixas físicas resultaram em sua ida da escola para casa. Embora talvez seja tentador rotular esse garoto como desafiador opositor devido ao comportamento com a mãe, outros exames descobriram que ele vinha sendo tiranizado na escola e por isso entrou em depressão.

Sempre desconfie de comportamento irritado combinado com vagos sintomas físicos e fuga de situações ou atividades que seu filho fazia de forma tão relaxada. Trata-se às vezes de um sinal de que a depressão se abateu sobre ele e precisa ser logo tratada.

É necessário ainda pensar em várias outras coisas se estiver lidando com um filho explosivo e acreditar que a causa desse comportamento na criança seja depressão oculta. Primeiro, as crianças deprimidas com frequência resistem a falar, não porque não querem ajuda, mas por ficarem hesitantes em revelar o que de fato pensam sobre si mesmas ou por envergonharem-se de seu comportamento. Ao mesmo tempo, sabem que não vão ficar bem sozinhas. Vão opor-se e lutar com unhas e dentes contra a ajuda que desejam com tanto desespero. Você deve persistir e insistir em que recebam orientação psicológica com alguém especializado em terapia infantil e que tenha formação e experiência profissional para ajudar crianças deprimidas.

Segundo, os meninos na faixa de três a cinco anos ainda não são introspectivos, e por isso não é provável exibirem o tipo de depressão em que o principal sintoma consiste em um baixo autoconceito ou autodepreciação. Reagem melhor a abraços, colo, atitudes tranquilizadoras, certificando-se de saber o que acontecerá, quando e quem está envolvido. A depressão de baixo autoconceito parece ocorrer em crianças maiores, de seis anos ou mais, capazes de notar as próprias falhas e passarem a ficar cada vez mais sensíveis às coisas negativas que os outros lhes dizem. A "prova" de que uma criança é inferior, antipática ou feia pode vir de todos os lados.

Pelo perverso prazer que isso lhes proporciona, muitos garotos maus e adultos violentos ficam mais que satisfeitos ao humilhar uma criança, ameaçá-la e proporcionar-lhe todos os motivos concebíveis para que ela pense mal de si mesma. Por fim, contudo, a prova vem apenas do fato que, com o tempo, o menino passa a se ver como inferior: "Se eu acredito, deve ser assim".

Terceiro, as crianças deprimidas quase sempre têm padrões duplos. As falhas que uma criança deprimida usa como prova de sua inferioridade são as mesmas deficiências cotidianas que outras pessoas também enfrentam. Embora as crianças deprimidas sejam muito generosas e prontas a perdoar essas falhas em outros, veem-se como seres humanos inferiores por tê-las. Você deve dizer para que sejam igualmente generosas consigo mesmas.

Por fim, o pai só pode saber o que o filho usa como prova contra si mesmo se perguntar. Conversar com o filho é a única forma que os adultos têm de ler aquela mente, e exige estabelecer um horário de conversa direta e pessoal de maneira constante. Comece o processo dizendo apenas:

– Venho me perguntando nos últimos dias como tem se sentido em relação a você.

Ficará surpreso ao ver a que grande distância este comentário pode levá-lo.

9

TODO MUNDO APRENDE MAIS RÁPIDO QUE EU

Imagine não conseguir fazer a informação entrar no cérebro, apesar de não ser o tipo de criança dada a desistir e decidida a labutar durante horas em cima de um parágrafo que outros meninos leem em minutos. Também imagine que é inteligente e quer crescer para ser um cientista inventor de medicamentos que façam os idosos se sentirem bem. Acrescente à mistura o seguinte: todos ao redor o julgam burro porque acabou de ser expulso e reprovado na quarta série pelo segundo ano consecutivo na escola alternativa para crianças com graves problemas de comportamento. Se você pode imaginar tudo isso, saberá exatamente como é ser o Franklin.

Com toda a calma, ele me explicou a mais recente expulsão. Girou em torno da recusa a dar à professora uma régua com a qual brincava durante a aula. Quando ela tentou tirá-la, o aluno agrediu-a. Outro membro da equipe entrou e pegou-o para contê-lo. Mas parou em pé perto demais de uma parede. Franklin apoiou os pés na parede para alavancar-se e empurrou com força suficiente para impelir-se, a ele e ao membro da equipe, para trás sobre uma carteira. Tudo isso deve ter parecido cena de um filme ruim para os que assistiam.

Marquei uma hora para o rapazinho vir fazer alguns testes. Os resultados do teste de rendimento de aprendizagem mostraram que o menino lia no nível escolar 2,8: oitavo mês da segunda série. Já devia estar cursando a quinta série, no entanto o nível de leitura era por volta da metade do que se esperaria de alguém da mesma idade. Depois passei um teste que mede a compreensão abstrata pela audição, não influenciada pelas dificuldades de leitura. A pontuação foi 8,1: primeiro mês da oitava série.

Vários pontos-chave vieram à tona após Franklin completar a bateria de testes. Constatou-se com objetiva clareza que ele é muito brilhante, mas tem acentuado distúrbio de leitura. Quanto mais converso com o menino, mais ciente fico que agressões, discussões, explosões, comportamento desagregador e palhaçadas são na verdade tentativas para impedir que os professores e colegas descubram que ele não sabe ler.

Se seu filho irrompe em um acesso de raiva toda manhã diante da ideia de ir para a escola, você pode imaginar que alguma coisa não tem ocorrido bem lá. Vem ele sendo magoado ou intimidado? Mostra-se desinteressado ou não motivado? Será que apenas não gosta de alguma coisa relacionada às atividades escolares? Todos conhecem crianças felizes e despreocupadas desde que as deixem perambular ociosas à conta de divertir-se com brinquedos, mas que se transformam em dispositivos explosivos quando chega a hora de pegar as folhas de exercícios de matemática ou tarefas de leitura.

Talvez alguma outra coisa esteja ocorrendo. Quem sabe seu filho tenha dificuldade de aprendizagem, que afeta um número enorme de crianças em idade escolar. Aproximadamente 2,8 milhões delas em escolas públicas americanas recebem serviços especiais de educação por dificuldades de aprendizagem, número que representa quase 6% de todas as crianças matriculadas no sistema.

Neste capítulo, vou concentrar-me no tributo emocional imposto à vida de uma criança pelas dificuldades de aprendizagem. Em particular, tentarei mostrar por que essas dificuldades talvez sejam a causa oculta das explosões que ocorrem na escola ou durante o período do dever de casa. Também tentarei deixá-lo com algumas ideias básicas sobre o que pode fazer para ajudar um filho a superar um problema de aprendizagem.

O que são dificuldades de aprendizagem?

São dificuldades de origem neurológica para dominar certos tipos de matérias ou atividades. Embora nada tenham comprovadamente a ver com inteligência, essas dificuldades exercem grande impacto na realização, na capacidade de aprender novas matérias, no prazer do processo de saber e no desempenho em testes de uma criança. Também influenciam muitíssimo no sucesso da vida de um indivíduo. O *website* Learning Disabilities Association of America <www.ldaamerica.org> afirma que quatro áreas de operações mentais, quando comprometidas, criam dificuldades de aprendizagem. Consistem em: *input*, a capacidade do cérebro de absorver informação de vários tipos, como visual ou auditiva; *integração*, a capacidade do cérebro de organizar e compreender a informação recebida de forma que lhe permita usá-la para solucionar problemas; *memória*, a capacidade de reter e lembrar da informação; e *output*, a capacidade de comunicar a informação por vários meios, como linguagem falada, escrita, desenhada e construída.

Quando se pensa em dificuldade de aprendizagem nesses termos, logo se torna óbvio que a maioria entre nós tem algum tipo de problema. As chances são de você fazer alguma coisa que não faz tão bem se comparada a outras aptidões pessoais. É provável que minha aversão a álgebra e trigonometria seja consequência do fato de durante quase toda a vida eu achar difícil me lembrar de todos os passos necessários para resolver longas equações. Lembro-me que entrei em uma aula de física na faculdade, acreditando que talvez aprendesse alguma coisa sobre o início do universo, a natureza do tempo e o que poderia acontecer se atirássemos um objeto por um buraco negro sem ele ser esmagado. Em vez disso, o professor encontrou um jeito de transformar um tema potencialmente fascinante em um outro de excepcional chatice. Eis a lembrança de uma das perguntas na prova final: se um caminhão de 454 quilos, que se dirige para leste a 160 quilômetros por hora, tem uma colisão frontal com um carro de 285 quilos em direção ao oeste a 100 quilômetros por hora, que veículo será deslocado da estrada, a que distância, e quanta energia será gasta? Respondi o seguinte: "Não me interessa". Sem dúvida, era uma declaração sincera, mas, além disso, indicativa de minha incapacidade de ordenar meu caminho por um problema de matemática como esse. (Também preciso registrar que não me lembro de o professor ter achado graça.)

Não é, contudo, com as pequenas dificuldades de aprendizagem como a minha que os pais precisam preocupar-se. Mas com as grandes – como as de Franklin, que os atormentam, pois sabem pela intuição que o filho é brilhante – as que frustram as crianças tão por completo que até a ideia da escola as enche de pavor.

Por que as crianças com dificuldades de aprendizagem explodem

Vamos olhar o mundo pelos olhos de um menino com outro tipo de dificuldade de aprendizagem. Façamos de conta que *você* tem o que se conhece como problema de "linguagem requerida".

As crianças com dificuldade de se expressar, quando solicitadas, às vezes têm a cabeça cheia de conhecimentos que adorariam partilhar – desde que decidam de antemão o que querem. Mas se lhes fizer uma pergunta inesperada, você as verá fechar-se como um reator nuclear em alerta vermelho. O motivo disso é que precisam de muito mais tempo que se imagina para acessar a memória em busca de informação e obtê-la sequenciada em uma ordem que faça sentido quando expressa. A sensação assemelha-se a isto:

Professora (olhando-o): Diga-nos, por favor, o que aprendeu sobre o rei Tutancâmon no museu ontem.

(Você sente o batimento cardíaco acelerar. Não lhe saem palavras da boca, mas na cabeça se passa o seguinte: Lord Carnarvon. A porta para a tumba foi remendada. Ele tinha treze anos. Máscara de ouro. Howard Carter o descobriu. Jarros com o cérebro, o coração e o fígado. Muitas formas de pão seco. A flor roxa que a esposa lhe deu? Uma carruagem. Duas estátuas guardando a entrada, pintadas de preto. Por onde começar? Onde?)

Professora (batendo o dedão do pé e parecendo impaciente): Ouviu minha pergunta?

(Ainda nenhuma palavra lhe sai da boca. Outras crianças já começam a rir baixinho. Alguém à esquerda exala sussurros: "Buuuu-rro".)

Quero que conheça mais uma criança com problema de verbalização. O menino não consegue dizer o próprio nome em voz alta. Sabe escrevê-lo e lê-lo sem problema, o que talvez não lhe pareça nada muito importante, mas ponha-se no lugar dele por um momento. Tem um sobrenome incomum, de modo algum semelhante a Smith ou Jones, e as pessoas vivem pedindo que o pronuncie.

Mas ele não pode. Imagine os olhares que recebe e o que os outros pensam desse rapazinho muito brilhante e agradável.

Claude, ao contrário, não tem dificuldade nenhuma em expelir palavras da boca. Sabe tudo que existe sobre dinossauros – em que período surgiram, de que *habitat* precisavam, o que comiam, quanto pesavam, a altura que tinham, e por aí vai. Fala extensamente sobre o assunto, com impressionantes detalhes. Mas não consegue escrever um parágrafo sobre animais, nem que a própria vida dependesse disso. Tem grande dificuldade para ordenar em sequência frases expressivas por escrito. (O fato de saber expressar-se por um longo tempo sobre dinossauros nos diz que ele não tem dificuldade nenhuma em expor as ideias em sequências ordenadas.) O problema se resume ao seguinte: se solicitado a falar, ele sabe dizer tudo sobre vários assuntos. Quando precisa escrever, agoniza sem saber por onde começar e como apresentar as coisas em uma ordem que faça sentido. Muitas vezes explode e rasga as redações. A dificuldade estende-se a quase todas as formas de escrita, de respostas de uma única frase a relatórios longos apresentados em cartolinas. Quando se pensa no que deve ser a vida desse jovem – a cabeça cheia de fatos interessantes que ele não sabe usar em testes e trabalhos escritos – não admira que se enfureça com tanta frequência.

Se você acha que exagero os efeitos desses distúrbios, leia a carta abaixo, de um garoto da oitava série com quem trabalho e que também sofre de acentuada dificuldade em fazer as palavras saírem da boca.

> Se eu pudesse ser alguma coisa, seria uma faca para matar as pessoas que têm me enchido o saco e dar o fora desta turma horrível, todos os babacas sacanas

desses garotos, matar todos os professores que me irritam; depois ser uma tocha e queimar cada um que me chamou de estúpido e depois uma bomba para destruir esta escola com baratas subindo nas paredes, e por baratas quero dizer garotos.

Cartas como essa precisam de pouca explicação, mas deviam lembrar-nos que, embora tenhamos relativa rapidez para entender a que ponto um problema de aprendizagem pode tornar difícil o trabalho em sala de aula e o dever de casa, somos às vezes cegos ao tributo emocional que essas dificuldades cobram das crianças. Aquelas com dificuldades de aprendizagem explodem de pura frustração e vergonha. É importante lembrar que têm muitas vezes aguda consciência de seus problemas. Desconfiam com frequência de que são estúpidas, portanto, quando outra pessoa diz essas coisas ao alcance do ouvido delas, serve como uma confirmação das próprias crenças.

Como ajudamos crianças com dificuldades de aprendizagem?

Felizmente, são tantas as técnicas disponíveis para ajudá-las nessas limitações de aprendizagem que enchem livros inteiros. Nesta seção, mostro a superfície das opções existentes.

Valorize as forças das crianças

Da perspectiva de um psicólogo infantil que se preocupa tanto com o autoconceito quanto com aprender a diagramar frases ou dominar equações de segundo grau, posso dizer-lhe que é de excepcional importância certificar-se que o filho fique sabendo de todas as pessoas bem-sucedidas que apresentam dificuldades de aprendizagem. Ele gosta de moda? Sim? Tommy Hilfiger, que tem dislexia, também. Esportes? É o caso de Terry Bradshaw, o zagueiro vencedor do Super Bowl, maior torneio de futebol americano, pelo time Pittsburgh Steelers, e agora um bem-sucedido comentarista, que tem TDAH. Essas dificuldades não impediram o piloto escocês Jackie Stewart, da Fórmula 1, de ganhar três títulos mundiais de corrida automobilística. Todos esses nomes encontram-se em <SchwabLearning.org>, *website* patrocinado por Charles Schwab, o corretor de títulos que conseguiu se dar bem na vida apesar dos próprios problemas de aprendizado, assim como os atores Orlando Bloom, Danny Glover e Salma Hayek. Indivíduos excepcionais assim nos lembram como é importante ajudar o filho a identificar os talentos pessoais e incutir-lhe a ideia, desde o início da vida, que uma pessoa deve julgar-se baseada nas próprias forças, não em fraquezas.

Você também precisa reforçar a ideia que o jovem deve ganhar a vida usando as forças e aptidões que lhe vêm de forma natural, além de não considerar um sinal de fracasso se ele não exibir um doutorado em Física Teórica de Stanford, nem tiver cursado a faculdade de Medicina ou de Direito em Harvard. Há meios de ser inteligente, e nenhum tipo de inteligência é superior a qualquer outro. Tais ideias vão de encontro à natureza da sociedade, pois as escolas em geral têm uma tendência intrínseca a exclamar *oh* e *ah* de admiração pelo aluno que consegue resolver equações trigonométricas de cabeça, mas a ignorar o aluno que aprendeu por si mesmo a fazer a instalação elétrica de uma casa. Quando meus próprios filhos mostraram essa tendência a valorizar um tipo de inteligência sobre outro, comentei que um dia no futuro chamassem uma autoridade em química se o carro não pegasse.

Ajude-as a evitar pensamentos ruins

Você deve ensinar ao filho tudo o que se sabe sobre a dificuldade de aprendizagem específica com que ele está às voltas (após ter se informado a respeito). Trata-se de um conselho baseado na ideia de que o diabo que se conhece é preferível ao que se desconhece. Como parte de ensinamento ao filho sobre com o que ele vem lutando, também o oriente a usar as várias estratégias existentes para ajudá-lo a controlar a frustração.

Uma estratégia útil consiste em ensinar crianças a monitorar os tipos de pensamento que lhes passam pela cabeça enquanto lutam. Certo, tudo bem dizer: "Que coisa difícil" ou "Estou tendo dificuldade aqui". Trata-se de declarações verdadeiras. Mas quando as mensagens interiores de uma criança se tornam negativas, é como acender um pavio de lenta combustão. Quanto mais a criança diz a si mesma "Sou burra" ou "Jamais vou conseguir fazer isso", mais próximo chega de uma explosão. Digo às com quem trabalho no consultório que em minha casa nos referimos a tais pensamentos negativos como "pensamentos ruins", e induzo-as a entender que o único resultado possível deles é fazê-las sentir-se ainda pior. Peço às mães e aos pais que as olhem e digam: "Proibidos os pensamentos ruins" sempre que pegarem-nos pensando negativo.

As crianças com dificuldades de aprendizagem também reagem com frequência a erros ou notas baixas em testes punindo-se. A maneira típica de fazê-lo é xingar-se, muitas vezes em voz alta: "Seu idiota!" ou "Seu debiloide!". Vê-se como essa conversa consigo mesmo pode levar crianças com problemas de aprendizado à depressão. Elas passam a sentir-se abatidas, a identificar-se como produtos danificados. Embora quase sempre sejam muitíssimo indulgentes e generosas com qualquer um dos colegas que lutam com problemas de ensino e digam que essas dificuldades nada significam em relação a eles como pessoas, as mesmas crianças usam as próprias lutas como prova de inferioridade pessoal. É de vital importância interromper esse tipo de pensamento com uma dose de realidade, enfatizando para o filho que ele não é um monte gigantesco de defeitos e fraquezas, mas um ser humano vivo, respirando, que decerto enfrenta algumas lutas, porém também tem forças que não podem ser medidas por um teste de aproveitamento escolar. Como a célebre frase dita por Einstein: "Nem tudo que é importante pode ser medido, e nem tudo que pode ser medido é importante".

Saber o que as faz explodir

Desnecessário dizer que é útil aprender a ler os sinais indicadores de que o filho perderá o controle sobre questões relacionadas a dificuldades de aprendizagem. Se o vir começar a ficar tenso e rígido ao estudar ou ouvi-lo começar a resmungar coisas negativas sobre si mesmo, uma aula ou um professor específicos, é hora de mandá-lo fazer uma pausa.

Se possível, também deve encontrar estratégias a serem usadas para eliminar muitas das origens de frustração que levam a explosões. Por exemplo, apresente à professora de seu filho a ideia de passar-lhe um trabalho de matemática sim, outro não, em uma folha de exercícios de matemática, alternando-a com teste. Fazer isso talvez lhe diminua a aversão a resolver problemas de matemática, pois a criança não verá a matéria dominando todas as horas de vigília.

Alguns indícios também mostram que alunos dos primeiros anos escolares com dificuldades de aprendizagem apresentam melhor desempenho em testes de matemática quando estes são expostos em um monitor de vídeo e lidos em voz alta pelo professor enquanto as crianças os resolvem. Esse método não parece aprimorar o desempenho de alunos com facilidade de aprendizado nem os da quinta à oitava série do ensino fundamental, enfatizando apenas como é importante ter consciência das primeiras necessidades educacionais de crianças que lutam.

Se um filho tem problemas de aprendizado específicos com a compreensão da leitura, você pode pedir à professora que lhe passe testes de múltipla escolha em uma área sossegada, ou combinar a utilização de uma área com a leitura das perguntas em voz alta e possíveis respostas por um ajudante da educadora. Embora o ajudante, claro, não possa auxiliar o aluno na escolha da resposta certa, ele se certifica que a criança entendeu o significado de todas as palavras e compreendeu a pergunta. Sem tal ajuda, as crianças com dificuldades de compreensão da leitura têm uma chance parcial para demonstrar seu conhecimento e compreensão da matéria de estudo. As notas baixas que obtêm muitas vezes indicam mais os problemas com leitura que com falta de conhecimento.

Também é importante notar que algumas crianças apenas não se saem bem em testes de múltipla escolha ou escritos. Embora as escolas não gostem da ideia de testar uma criança de forma oral, pois não é fácil quantificar os pontos que as respostas devem receber, é eminentemente humanitário insistir em que se dê uma chance de responder oralmente a cada pergunta àquelas que não se saem bem em testes escritos, para que ela receba os pontos extras merecidos ou se possa calcular a média com o desempenho no teste tradicional. Isso é muito importante para crianças com problemas em ordenar sequências de ideias por escrito. Uma conhecida minha, professora de educação especial, contou-me que testa vários alunos enquanto atravessam os corredores e durante uma conversa. As crianças nem se dão conta de que foram testadas.

Essa sugestão de aplicar teste oral baseia-se na ideia sensata de que existem múltiplos meios de descobrir o conhecimento de uma criança, sobretudo se é frustrada e explosiva pelas lutas escolares. Trata-se de excepcional miopia acreditar que a escrita seja a única forma existente de avaliar o que se sabe. Bridget Dalton e colegas na Universidade Vanderbilt avaliaram alunos com e sem dificuldades de aprendizagem, após dar-lhes instruções sobre eletricidade. As crianças demonstraram desempenho melhor em um teste com participação ativa, em que tinham de usar o que haviam aprendido, que em um escrito. Os resultados indicam que restringir crianças aos testes escritos talvez não revele o verdadeiro entendimento do assunto.

Outro ponto importante inclui sob o tópico de se conhecer bem um filho se ele baseia a orientação mais na expressão visual ou verbal. Com isso em mente faz sentido, ao testar o menino mais voltado para a orientação visual, pedir-lhe para responder a imagens, gráficos, mapas ou construir, desenhar, ou ainda fazer alguma coisa a fim de demonstrar conhecimento. Sua filha gosta de vídeos e jogos? Se assim for, tente acomodá-la em uma turma cuja professora usa filmes, programas de TV e tecnologias baseadas em computador para fins instrutivos. Gosta de transferir-se de uma área de estar para outra enquanto lê, em vez de ficar em um único lugar? Conheço uma professora que põe sacos de bolinhas de PVC nos fundos da sala de aula, nos quais as crianças podem escolher sentar-se para ler ou ouvir, desde que não interrompam as outras. Disse-me que, para algumas crianças, deixá-las circular impede-as de ficar tão frustradas e inquietas que as leve a explodir.

Teste-os

Algumas escolas concordam com sugestões como essas em uma base informal. Outras dizem que só podem criar compensações para seu filho se ele foi qualificado para serviços especiais de educação. Estas variam colocando-o em uma sala de aula independente com uma proporção bem pequena de alunos por professor para proporcionar ajuda pessoal em certos assuntos.

Oferece-se às crianças julgadas merecedoras de receber serviços especiais de educação um Programa de Educação Individualizada (PEI), que identifica as necessidades educacionais específicas e as técnicas a serem usadas para ajudá-las a fortalecerem-se nas áreas de fraqueza. Se não for possível modificar as áreas de fraqueza, o PEI também identifica técnicas que podem ser usadas para compensar esses pontos fracos.

É necessário inteirar-se do processo para conseguir que seu filho seja testado pelo sistema da escola escolhida e conferir se ele tem alguma dificuldade de aprendizagem. Primeiro você precisa fazer um *pedido* por escrito para marcar uma reunião com a escola a fim de determinar se ele se qualifica para os testes.

A escola tem 30 dias para providenciar a reunião, que, em geral, inclui você, os professores, o orientador, um psicólogo da escola e um administrador, que preside o encontro. A reunião é a oportunidade de a mãe ou o pai explicar por que acha que o filho precisa ser testado. Você deve ir bem preparado, com exemplos dos tipos de problemas de aprendizagem pelos quais seu filho tem passado. Por exemplo, se desconfia de uma dificuldade específica em matemática, poderia apresentar amostras de trabalhos que exibam constantes notas baixas em matemática e constantes notas boas em outras matérias. Ou se a desconfiança relacionar-se à inaptidão para leitura, apresente alguns resultados de testes que mostrem pouca compreensão da leitura, mas desempenho adequado em outras matérias. Seu filho talvez se ajuste a um padrão diferente, no qual todos os que interagem com ele o julgam brilhante e capaz, mas cujo desempenho parece sempre baixo por motivos que nada têm que ver com pouca motivação ou falta de esforço. Trata-se da oportunidade de você convencer a equipe de que a aplicação formal de testes é necessária para chegar à raiz do problema. *Não* é a oportunidade de queixar-se de um professor de quem você não gosta ou denunciar determinada política escolar que o oprime.

Se a equipe concordar que seu filho se qualifica para os testes, a escola tem 60 dias úteis para realizá-los. A lei americana também permite que você leve a criança para ser testada por um psicólogo de fora, pago pela escola. A maioria das instituições de ensino tem uma lista de psicólogos qualificados para fazer esse tipo de teste e pode indicar vários nomes.

Se seu filho for testado, você precisa ter uma compreensão básica do que significam as pontuações dos testes a fim de conversar com o psicólogo ou orientador da escola sobre as necessidades educacionais da criança. Ao verificar a pontuação, tenha em mente que, segundo as estatísticas, a média do índice de aproveitamento em qualquer teste é 50%. Também precisa saber que a variação média desse índice é de 25% a 75%. Se a pontuação em um teste específico ficar entre 25% e 75%, diz-se que a criança vem operando no âmbito médio.

Mas também tenha em mente que, se seu filho obtiver pontuação de 25% em compreensão da leitura e a escola lhe disser que o desempenho dele está na variação média, a expectativa é que mais ou menos 75 entre 100 crianças o superem em desempenho no mesmo teste. O que não é um bom presságio para a educação do menino, independentemente do fato de a escola dizer que o desempenho dele está dentro da variação média.

Algumas escolas, claro, vão se assustar com essa pontuação e planejar métodos para ajudar a criança a melhorar a leitura. Outras não moverão um dedo. Um aluno com quem trabalhei há anos apresentou um índice de aproveitamento em compreensão da leitura de 18%, significando que 82 entre 100 crianças teriam chance de superar esse desempenho no mesmo teste. A classificação do QI foi de 23%. Ele se transferira de outro distrito escolar, onde fora qualificado para serviços especiais de educação e se saíra razoavelmente bem.

O novo distrito recusou-se a oferecer-lhe tais serviços, adotando a posição que, para começar, como o menino não era muito brilhante, pouco se poderia esperar dele. Quando reclamei, a escola respondeu que o fato de a pontuação do QI ser tão próxima do índice de aproveitamento mostrava que o garoto operava em seu potencial. Não faz mal que ele viesse afundando como uma pedra no programa de educação regular, nem que me dissesse preferir se matar a enfrentar mais notas ruins e retenção. A escola acabou por ceder e ofereceu-lhe serviços especiais de educação, mas só depois de muita discussão e ressentimento.

Faça um plano

Se você conseguiu que seu filho se submetesse aos testes pela escola, e os resultados indicaram que ele está abaixo da média em qualquer das áreas avaliadas, mas não tão abaixo para eles lhe oferecerem serviços especiais, prepare-se para resolver os problemas com as próprias mãos. Terá de criar um plano para ajudá-lo a superar as dificuldades. Embora o estabelecimento talvez não ofereça esses serviços, é improvável que se oponha a um pedido da mãe para encontrar-se com o especialista em leitura, por exemplo, que lhe sugira ideias para ajudá-lo a melhorar a compreensão da leitura, assim como outras áreas de fraqueza. Professores e especialistas com formação pedagógica abraçam a educação por inúmeras razões, uma delas quase sempre é o profundo interesse pelo que motiva as crianças. É provável que sejam muitíssimo ocupados, mas improvável que lhe recusem um pedido de consulta.

Se as regras da direção proíbem essa consulta, procure outros recursos de base comunitária. Encontre o hospital local infantil de especialidades múltiplas, às vezes filiado a uma universidade. Esses hospitais em geral têm em sua equipe membros especializados nos mesmos problemas de aprendizagem estudados por professores e especialistas pedagógicos. Em particular, talvez você queira que seu filho seja avaliado por um fonoaudiólogo, um terapeuta ocupacional, um psicólogo infantil, um pediatra ou um psiquiatra infantil para ter certeza de obter o maior número possível de opiniões sobre como ajudá-lo a aprender e ajustar-se com êxito às pressões da sala de aula. Se seu convênio médico não cobre esses serviços, tenha em mente que muitas grandes universidades oferecem clínicas de exames e diagnóstico gratuitos e talvez existam serviços similares oferecidos pelo conselho de saúde mental local ou pelo departamento de saúde da empresa em que você trabalha. A meta é aprender o máximo possível sobre o que tem afetado a capacidade de aprender do seu filho e organizar um plano para usar em casa e ajudá-lo a avançar. Navegue na internet, visite livrarias e estabeleça uma relação amistosa com o dono da loja local que fornece de material escolar aos professores.

É importante não perdemos de vista que as dificuldades de aprendizagem acarretam custos emocionais invisíveis, e as crianças que as têm tendem a perder o controle e explodir devido à frustração de tentar conseguir que o cérebro faça coisas para as quais não tem circuito que lhe permita fazer. A frustração das crianças que lutam com dificuldades de aprendizagem às vezes afeta todas as áreas de sua vida. Estudos de crianças identificadas com dificuldades de aprendizagem constataram que metade delas também tem outros problemas sociais, emocionais e comportamentais. É miopia supor que a criança apenas se mostra preguiçosa se não quer ir à escola ou tem faniquito ao fazer o dever de casa só para ser difícil. Também é importante lembrar que as crianças que explodem por questões relacionadas à escola tentam escapar do que lhes causa a pior dor na primeira juventude. Por isso, torna-se vital descobrir as áreas de fraqueza do filho e criar estratégias para ajudá-lo a superar as limitações que o arrastam para baixo em termos emocionais.

10

GOSTO DE BRINCAR COM CRIANÇAS MENORES

Uma das tensões básicas entre crianças e adultos é o desejo do adulto que a criança aja de maneira madura e o desejo dela de apenas agir, sem prever as consequências. Trata-se de um conflito bastante razoável, situação pela qual a maioria de nós já passou durante a vida em ambos os lados da equação. As expectativas do pai devem se apresentar com delicadeza ao filho, aumentar as competências, responsabilidades e liberdades à medida que o rebento amadurece. Uma criança imatura não quer ser incomodado por você, por mim, nem por qualquer outra pessoa, e tende a subir pelas paredes quando frustrado ou posto sob exigências para agir de acordo com a idade cronológica.

Muitas dimensões caracterizam o comportamento imaturo de crianças: falar em voz alta, estridente, e em um ritmo monótono, muito depois de os colegas terem abandonado tal afetação; gravitar em torno das mais jovens, preferindo brinquedos e atividades das pequenas aos das colegas da mesma idade; parecem assustar-se com mais facilidade e precisar de mais tranquilização dos pais que as outras, e às vezes exibem uma reação muitíssimo exagerada aos cortes, topadas e machucados. À medida que crescem, os pares se tornam cada vez mais conscientes da diferença entre o próprio comportamento e o da criança imatura, e às vezes a insultam chamando-a de "bebê" ou dizendo-lhe que é "pequena demais" para brincar com os outros amiguinhos.

O curioso é que pouco se escreveu sobre crianças imaturas e os respectivos padrões comportamentais. Ao ler o que se encontra publicado por aí, tome especial cuidado em observar as diferenças entre as imaturas e as que sofrem de atrasos de desenvolvimento. As crianças imaturas têm um teto para habilidades que pode subir ou descer dependendo das circunstâncias. Sabem se expressar de forma mais madura quando forçados ou induzidos a falar. Andam de maneira mais amadurecida e às vezes se forçam de má vontade a interagir com os iguais. As crianças com atrasos de desenvolvimento não têm esse luxo. O teto de habilidades é mais ou menos fixo. Se avançam, é em geral a passo de tartaruga, comparado com o que podem alcançar as imaturas.

Parece não existir nenhum padrão médico ou definição psiquiátrica do comportamento imaturo. Os tipos de problemas que encontro no trabalho com crianças que atacam os pais e outros com imaturas incluem os comportamentos explosivos, turbulentos e regressivos que acabei de descrever. Também tendo a ver com os seguintes tipos de comportamentos em crianças emocionalmente imaturas:

- São menos conscientes do próprio comportamento e do impacto que causam nas demais crianças da mesma idade. Os meninos quase sempre ficam atrás das meninas nesse aspecto, e devem ser comparados a outros meninos da mesma idade, não com meninas.

- Quase sempre se dão mal ao envolver-se em atividades ou tarefas que outras crianças da mesma idade fazem sem dificuldade, mas não devido a limitações intelectuais ou físicas.

- Não conseguem desenvolver os talentos sociais necessários à interação bem-sucedida com os colegas. Tentam ser "infantis demais" quando brincam com os iguais e às vezes também querem ver os amigos agirem como se tivessem menos idade ou se envolver em brincadeiras abaixo do nível etário.

- Choram à toa, frustram-se com facilidade ou explodem por motivo frívolo quando tentam fazer tarefas para as quais têm condições mentais e físicas.

- Agem com timidez, tolice ou inibição em novas situações. Talvez seja muito difícil fazê-las experimentar alguma coisa nova.

- Sofrem de instabilidade de humor.

- Exibem pouco autocontrole em grupos. Devido a isso, as outras tendem a evitar a interação com elas.

- O tempo todo atuam para as outras ou agem como engraçadinhas ou divertidas na tentativa de fazê-las olhar ou prestar atenção. Não buscam atenção das demais de forma adequada à idade.

O que os pais podem fazer?

O que podemos fazer para ajudar essas crianças a agir de acordo com a idade? Façamos uma breve análise da ideia de inteligência emocional, baseada no trabalho dos psicólogos John Mayer e Peter Salovey e popularizada nos textos de Daniel Goleman, no livro *Inteligência emocional: a teoria revolucionária que redefine o que é ser inteligente* (Objetiva, 1996).

Dizem que a inteligência emocional abrange quatro áreas de capacidade. A primeira, *perceber emoções,* envolve a habilidade de compreender emoções precisas nas expressões faciais e vocalizações dos outros. Sem esta, há pouca chance de entender os demais. A segunda área, *facilitar o pensamento*, é a aptidão para usar as emoções que percebemos em outros e concentrar o pensamento em nossas relações com eles. A terceira área, *entender emoções*, é o dom de usar o pensamento para planejar um razoável curso de ação baseado no que percebemos nos outros. A quarta área, *administrar emoções*, é a capacidade de permanecermos abertos a emoções fortes, tanto às nossas quanto às dos demais, a fim de avançar rumo a uma resolução ou meta desejáveis.

Implícito nesse modelo é que a falta de consciência das emoções se correlaciona em alto grau com a falta de sucesso na arena interpessoal, além de em outras. Vê-se por que várias escolas, organizações e empresas se apoderaram desse conceito a fim de criar programas de treinamento para a consciência emocional. Os resultados foram impressionantes. Em um estudo, mais da metade das crianças que completaram os programas de treinamento de inteligência emocional mostrou melhores pontuações em testes de realização, e mais de um terço apresentou índices de rendimento maiores. Ainda mais importante em alguns aspectos, as crianças submetidas ao treinamento exibiram melhores comportamentos sociais: os incidentes de mau comportamento caíram em média 28%, as suspensões em 44% e outras ações disciplinares em 27%.

Em meu trabalho clínico com crianças, tenho visto como é importante para elas aprenderem a prever o impacto que seu comportamento pode ter em outros no futuro e aprender a entender o impacto que já exerceram em outros no passado. Sem pelo menos uma dessas formas de consciência funcionando em níveis razoáveis, é pequena a chance de formarem relacionamentos maduros com outros. As crianças que não preveem vão pisar nos calos emocionais dos demais repetidas vezes. Aquelas em que faltam compreensão e empatia após o fato serão vistas pelos outros como desinteressadas e problemáticas, e às vezes até sociopatas.

Apresento-lhe Jerry

Permita-me dar um exemplo do trabalho com um menino para desenvolver a consciência do impacto que exercia sobre outros. Quando conheci Jerry, então com seis anos e na primeira série, o garoto tinha pouco a ver com os colegas, que também tinham pouco a ver com ele. A única vez que tentara brincar de pique-cola com os coleguinhas no recreio, logo ficou imobilizado, o que o fez ter um faniquito e cair em prantos. Gritara repetidas vezes para as outras crianças, com tanta veemência, que não era justo, que teve de ser segurado e levado embora pela professora.

A preferência no recreio era manter-se ao lado do monitor do pátio de recreio ou voltar para a sala de aula e ficar com a professora. Viam-no muitas vezes se dirigir à parte do pátio reservada aos pré-escolares, as únicas crianças com que parecia sentir-se à vontade. Falava naquela cantilena cadenciada, concluía cada frase com uma entonação alterada da voz, e tinham de lembrar-lhe sempre de falar como gente grande.

Em casa, vivia frustrado e explosivo. Ainda adorava assistir a fitas de Teletubbies, programa da BBC criado para bebês e pré-escolares. Gostava de correr nu pela casa, aos gritos estridentes após o banho, e dizia desejar ainda ser bebê. Tinha irmão e irmã mais velhos, que também se esquivavam pela maneira como agia e pelas frequentes explosões.

Uma das coisas com que não contava a mãe de Jerry era que, quando pedia para agir como gente grande, ele tinha um acesso de raiva. Começava a esbravejar, dizendo que *agia* como gente grande. Então choramingava, xingava, esperneava, jogava-se e rolava no chão. A mãe dizia então: "Olhos, por favor", comando que costumo dar às crianças para dizer que devem olhar-me nos olhos. Assim que tinha atenção dele, perguntava: "Como está me fazendo sentir com seu comportamento agora?". A primeira resposta de Jerry em geral era: "Não sei".

Pedi a ela que rejeitasse essa resposta, pois na realidade significa: "Não me faça pensar" ou "Não quero falar disso". Devia dirigi-lo a olhar o rosto dela, em particular os olhos e a boca, e tentar adivinhar como ele a fazia sentir-se. Em algum ponto, Jerry indicaria que a fazia sentir-se aborrecida, ou zangada. A mãe responderia que a avaliação dele fora bastante precisa:

– Você tem razão. Tanto faniquito e explosão me deixam aborrecida. Como sua mãe, é meu dever informar quando você não age como gente grande e ajudá-lo a entender como devia agir. Eu o mandarei para o quarto se não se controlar. O que você devia fazer agora mesmo?

– Me acalmar?

– Mais uma vez, acertou em cheio. E se continuar explodindo o tempo todo, o que eu e os outros pensaremos de você?

Trata-se de uma importante parte do treinamento de crianças fazê-las entender que seu comportamento literalmente ensina aos outros o que pensar deles. Talvez fosse tentador para a mãe dizer-lhe que fazia a família pensar que não agia como gente grande ou que agia como bobo muitas vezes. Só expor isso assim, contudo, seria a garantia certa para ativar as defesas dele, que deslizaria em acirrada negação. Era muito melhor ela deixá-lo chegar sozinho a algumas razoáveis conclusões – conduzi-lo com delicadeza, se necessário, mas também evitar pôr palavras na boca do filho.

A essa altura, a resposta típica de Jerry seria algo assim: "Todos vocês vão achar que sou idiota!". A conversa talvez pudesse continuar como a seguir:

Mãe: Não, acho que você é um rapazinho muito inteligente. Nunca, jamais, acharei que você é idiota. Adivinhe mais uma vez, por favor.

Jerry: Vão achar que sou um menino mau.

Mãe: Errado de novo. Jamais vou achar que você é um menino mau, mesmo quando não gosto do jeito como age. Tente outra adivinhação, sim?

Jerry: Vai achar que ajo como criança pequena que explode demais, como aquele idiota do Dr. Riley mandou você dizer!

Mãe: Isso não é uma coisa bonita de dizer. Por favor, diga da forma certa.

Jerry: Você vai achar que eu preciso agir como gente grande.

Mãe: Correto. Você quer que a gente ache que você é gente grande e sabe se controlar.

Jerry: Cale a boca, mãe! Isso não é legal! Me deixe em paz!

Mãe: O que acontecerá se você continuar a agir assim?

Jerry: Suspensão ou alguma coisa idiota parecida.

Mãe: E se você continuar a me responder assim, o que acontecerá?

Jerry: Eu vou me encrencar ainda mais.

Mãe: Acertou em cheio mais uma vez. Então, para evitar essa encrenca, em que devia estar se esforçando agora mesmo?

Jerry: Comportamento de gente grande.

Mãe: E a conversa de bebê?

Jerry: Preciso parar com isso.

Mãe: Acertou de novo! Agora, como dizem em *Jornada nas Estrelas*: "Faça acontecer".

Jerry: Ahn?

Mãe: Esforce-se para agir como gente grande, não explodir nem usar conversa de bebê.

Jerry: Tá bom.

Também instruí a mãe a terminar cada uma dessas interações com o que chamo de "expectativa positiva," usar o que aprendemos para prever as consequências se fizermos as coisas corretas. A conversa transcorreria mais ou menos assim:

Mãe: E por falar nisso, se você fizer um ótimo trabalho agindo como gente grande, não explodindo e não usando conversa de bebê, que acha que acontecerá?
Jerry: Você vai comprar um *kart* pra mim?
Mãe: É uma coisa legal de imaginar, mas tente de novo. O que acontecerá?
Jerry: Todo mundo vai ficar mais feliz comigo.
Mãe: Isso mesmo. E como será sua vida quando todos ficarmos felizes com seu comportamento?
Jerry: Vou passar a fazer coisas divertidas.
Mãe: Como o quê?
Jerry: Ir ao Busch Gardens ou ao Water Country USA!
Mãe: É, isso mesmo. Por favor, esforce-se.
Jerry: Tá bom.

Uma interação como esta resume muitas das coisas que você tem de fazer quando conversar com alguma criança que costuma explodir, mas sobretudo com uma imatura. Como de praxe, a mãe de Jerry fez um fantástico trabalho ao permanecer calma e no controle de si, mesmo quando o filho descia a novos níveis regressivos de comportamento.

A importância de permanecer calmo e no controle consiste em que, para começar, as crianças imaturas não se sentem muito seguras, aspecto que se encontra na raiz do comportamento delas. Se se sentissem seguras, saltariam livres para interações com as iguais e não passariam tanto tempo agarradas na gente. Jerry tentava, literalmente, enlaçar os braços na cintura da mãe, fechar os olhos e enterrar o rosto na caixa torácica dela quando andava ao seu lado. Além de dificultar muito o ato de andar, não passava uma impressão favorável aos colegas. Uma sensação de segurança que uma criança imatura tem é agarrar-se por completo à mãe, como se vê aqui. A mãe é, no esquema emocional das coisas, o Rochedo de Gibraltar, e o filho, um balão amarrado a ela. Se o balão é furado, ele rodopia chiando para todos os lados. Mas só consegue ir até aí. Se, por outro lado, a mãe começa a agir de maneira emocional durante os períodos de conflito com um filho imaturo que se gruda, agarra e regride porque a sensação de segurança por um momento desapareceu, a corda é cortada. Não há limites para até onde ele pode descontrolar-se. Caso isso aconteça, todo o senso do mundo se sentirá ameaçado, uma ocorrência que com certeza o fará comportar-se de forma ainda mais imatura.

A interação entre Jerry e a mãe é um exemplo de como conversar com a criança imatura sobre seu comportamento em casa. Mas é improvável que fazê-lo apenas no ambiente familiar o ajudasse a progredir com o resto do mundo. A estratégia da mãe era fazer que a maioria dos adultos que tinha contato com ele usasse o mesmo modelo de interação verbal que ela usou quando se tratava do comportamento imaturo do filho. Como Jerry era obrigado a analisar seu comportamento de maneira semelhante em casa, na escola, na casa dos avós e em outros lugares, teve uma chance melhor de modificar as interações imaturas com outros que se encontrasse diferentes reações ao seu comportamento em cada lugar. A pior situação possível, claro, teria sido não encontrar reação alguma quando agia da forma mais infantil.

Ensinar as crianças a interagirem com outros fora de casa

Na verdade, as crianças imaturas muitas vezes tentam não interagir com os outros fora de casa. Se for isso o que ocorre com seu filho, você terá de adotar estratégias que não lhe permitam evitar constante contato com os iguais e com adultos. Talvez precise examinar as seguintes estratégias.

- Mantenha-o em ativo envolvimento nas atividades baseadas em grupo, como reuniões de jovens no centro religioso local, clubes, esportes, escotismo, organizações comunitárias, e assim por diante. Se estiver agindo de maneira imatura, afaste-o com discrição para um lado e dê-lhe instruções claras e breves sobre como deve agir. Aprender competências interpessoais assemelha-se muito a aprender a rebater com um bastão de beisebol. É bom conversar a respeito, mas melhor ainda é ir para o túnel de treino de rebatidas. Fique otimista e diga-lhe para dar o melhor de si. Não hesite, porém, em puxá-lo para o lado repetidas vezes se continuar a cometer o mesmo engano.

- Assista a vídeos com a criança. Escolha os que ela já viu, porque você apertará o botão de pausa com frequência e perguntará o que uma personagem fazia a outra pensar ou sentir, como a personagem ofensiva devia ter agido em vez da maneira como agiu, o que esta fará os outros pensarem sobre ela, e assim por diante.

- Vá à escola sem que seu filho saiba. Observe-o na convivência com outras crianças. Veja atentamente se ele inicia ou não interações adequadas, e como reage às tentativas dos demais de interagirem com ele. Na mesma noite, interrogue-o sobre o que observou durante o dia dele. Isso lhes dará muitos assuntos sobre os quais conversar.

- Peça à professora de seu filho que o coloque no papel de liderança de um grupo sempre que possível para estimular comportamento de grupo adequado. Ele pode ser o primeiro da fila, distribuir materiais, fazer a chamada, e assim por diante.

• Pergunte ao orientador da escola de seu filho se ele organiza "grupos de amizade" em que as crianças aprendem a melhorar as aptidões sociais com os colegas. Se existirem, peça que o inclua.

Fazendo o papel de diretor

A estratégia de trabalho com uma criança imatura deve incluir a possibilidade de ela combatê-lo com unhas e dentes, pois insistir em que ele aja de maneira madura obriga-a a fazer um papel ao qual não está habituado. As crianças imaturas sentem-se à vontade com os extremos e desconhecem qualquer meio-termo. O comportamento de Jerry antes do tratamento oscilava entre conversa de bebê e a brincadeira imatura, de um lado, e imensos acessos de raiva, do outro.

Tentar educar um filho imaturo o obrigará a esclarecer seus valores como pai, sobretudo em relação a questões de imposição de limites: o quanto deve deixá-lo expressar quem ele é *versus* o quanto deve assumir o controle de seus atos. Trata-se de uma trajetória difícil, pois nenhum de nós quer destruir a personalidade do filho. Ao mesmo tempo, quando a criança sempre faz escolhas precárias ao interagir com os outros, o que deve você fazer? Sentir-se à vontade no papel de diretor por causa das altas apostas sociais em risco. A argumentação é mais ou menos a seguinte: se a maturidade e a percepção social de seu filho o deixassem com um entendimento claro de como agir em determinada situação, provavelmente ele agiria de maneira adequada. Ele age como a criança descrita acima porque suas percepções de como agir são errôneas. Se se permite que continue a agir segundo essas percepções, está fadado a afastar as pessoas, em vez de atraí-las mais para perto de si em relacionamentos contínuos positivos.

A mãe de Jerry teve de sentir-se à vontade nesse papel de diretora. Sabia que em algumas vezes com o filho a primeira "tomada" não saía bem e precisava mandá-lo refazer o comportamento, em certas ocasiões várias vezes, porque o segundo esforço era apenas uma fraca tentativa de correção: ele simplesmente queria que a mãe o deixasse em paz, fazendo as coisas à sua maneira.

Um incidente particular no consultório ilustra bem isso. A mãe de Jerry se sentava na cadeira defronte minha escrivaninha, ele em outra, a uns 30 centímetros dela. Brincava com um carrinho quando devia prestar atenção, e a senhora pediu-lhe que entregasse o carro. A reação inicial do menino foi choramingar e queixar-se, mas acabou por sair da cadeira e entregá-lo. Tudo muito bem, com exceção de como ele andou até a mãe: o corpo bem curvado para a frente, os braços tronchos em vez de balançar enquanto andava. Quase na ponta dos pés diante da mãe, falou "Saco!", ao pôr o carro na mão dela. Esta lhe pediu que refizesse tudo, pois a forma como o fizera fora bastante infantil. Foram necessárias mais duas tentativas até Jerry cumprir a tarefa direito: andar de maneira certa, olhar nos olhos da mãe e omitir os efeitos sonoros.

Na certa descobrirá que no início o filho resiste ao seu papel de diretor, o que é compreensível. Constatei, porém, que as crianças passam a prestar muito mais atenção em como parecem aos outros e quais serão os resultados desse comportamento quando são sempre solicitados a refazer uma resposta inadequada. Além disso, como com qualquer criança, você deve tomar o tempo necessário para elogiá-la quando ela age espontaneamente de maneira madura, acertada. Quando uma criança faz isso, pode ter certeza que pensou antes de agir, mesmo que não saiba descrever-lhe como ocorreu a mudança de ideia. Não deixe de recompensar o esforço.

Nova visita de Jerry

Tive chance de conversar a sós com a mãe de Jerry uma vez em que nos achávamos bem adiantados no tratamento. Disse-me que o filho continuava a deixá-la esgotada, pois ela vivia incentivando-o a agir como gente grande. Aceitara a ideia de que, quando se tem um filho como ele, a mãe habitua-se a sentir-se esgotada. Além de insistir para que ele agisse como gente grande em casa, levava-o a todos os lugares para mantê-lo envolvido em atividades de grupo, para aprender a conviver com crianças da mesma idade.

Parte do motivo de sentir-se esgotada era o fato de, em nosso contato anterior, eu ter sugerido que o matriculasse em um curso de caratê. Tenho feito essa sugestão a muitas crianças cujos problemas giram em torno de imaturidade, timidez ou falta de confiança com os colegas da mesma idade. Ainda não vi um caso em que o caratê transformasse um deles em um garoto revoltado, embora saiba de muitos casos em que foi útil a uma criança aprender a enfrentar colegas hostis e não amistosos permanecendo calmo e confiante. A mãe de Jerry me disse que o envolvimento do filho no caratê parecia ajudá-lo a querer ser mais maduro. Explicou-me que o professor de caratê era alguém que sentia satisfação e orgulho profissional pela realização de crianças e queria que elas se divertissem. Ao mesmo tempo, não parecia desses que aceitavam comportamento imaturo ou inadequado na escola, e várias vezes Jerry tinha de fazer exercícios abdominais por não estar prestando atenção ou dando o melhor de si. O menino orgulhava-se do uniforme e aceitava a regra do professor de que teria de desistir da faixa se agisse de forma imatura durante a aula. Embora a mãe se sentisse esgotada, também percebi que ela acreditava que todos os motivos certos justificavam o esgotamento. Contou-me que alguns colegas na escola do filho haviam começado a dirigir-lhe a palavra nos corredores e a se misturarem com ele quando o levava lá para atividades noturnas. Ele deixara de tentar ficar grudado nela em lugares onde havia muitas pessoas ou grande comoção, situações que sempre aumentavam o nível de ansiedade do menino. Ainda tinha uma tendência a ficar perto dela, mas ela o enxotava.

Jerry ainda não havia sido convidado à casa de ninguém para brincar, o que ela e eu estabelecemos como nossa última meta. Vamos considerar bem-sucedido nosso trabalho com a criança quando ela chegar a esse ponto, que nos dirá que tem, afinal, agido de maneira julgada aceitável pelos colegas. Em busca dessa meta, a mãe continuará a dedicar-se a séries de interpretação de papéis com o filho, cuja tarefa é puxar conversas com outra pessoa. Ela se concentrará no básico, como: "Qual é seu esporte favorito?" ou "Viu algum filme bom ultimamente?". É importante fazer esses exercícios com crianças imaturas a fim de melhorar as aptidões sociais delas. Embora Jerry ainda tenha um bom caminho a percorrer até a aceitação social generalizada, segundo a mãe o atual comportamento dele se mostra muito melhor em relação aos hábitos anteriores.

Embora um filho imaturo tenha chance de resistir aos esforços parentais de levá-lo em frente com delicadeza, ele se sentirá muito orgulhoso de si mesmo quando o comportamento melhorar. Naquilo que querem, as crianças imaturas são iguais a todas as outras sobre as quais falamos até aqui: só desejam sentir-se bem consigo mesmas e buscam a admiração das demais. Não espere que esse trabalho seja rápido. Dizer ao filho que precisa agir de maneira mais madura assemelha-se a dizer que você precisa de repente falar alemão fluentemente. De fato, a ideia de aprender uma nova língua na certa é uma metáfora adequada para o que a criança imatura deve fazer: aprender algumas palavras e frases todo dia, até ficar fluente na língua e ninguém jamais imaginar que houve antes um problema.

# 11

MINHAS MEIAS NÃO ESTÃO RETAS

Lembre-se de Henry, o grandalhão da primeira série sobre quem falei no Capítulo 1, que socava qualquer um que esbarrasse nele ou tentasse entrar na fila atrás dele ou à sua frente? Quando o conheci, mencionaram-se todos os tipos de diagnoses, as principais sendo transtorno desafiador opositivo ao lado da saúde mental e debilidade emocional no lado educacional. Várias pistas levaram-me a achar, contudo, que de fato vinha ocorrendo um transtorno de processamento sensorial.

Uma das primeiras dicas foi um comentário casual, espontâneo, que o pai fez sobre se devia perguntar-se por que Henry não gostava de ser tocado. Limpava os beijos que lhe davam ou afastava a mão de quem tentasse mexer em seus cabelos, entre outras coisas. Embora fosse grande e tivesse força excepcional, era desajeitado. Tinha de sentar-se em cadeiras com braços porque se mexia muito (o que o pai e os professores tomaram como indicação de TDAH) e sempre caía da cadeira sem encosto pela parte de trás. Isso provocava grandes gargalhadas em todos nos restaurantes, menos nele.

O pai também me disse que o menino corria sem coordenação e evitava fazer qualquer coisa que exigisse habilidade atlética. A recusa em participar de jogos e esportes com outros colegas fora vista de forma errônea, como indicação de que ele era antissocial. O fato adicional da impulsiva rapidez ao golpear os outros quase selara o acordo em uma diagnose mista de transtorno desafiador opositivo e TDAH. O plano de tratamento proposto para ele antes de eu conhecê-lo consistia no uso de dois medicamentos: um para o comportamento explosivo e outro para ajudá-lo a concentrar-se e tomar decisões melhores. Nada disso agradou muito ao pai, porém, testemunha do fato que era de vital importância jamais ignorar a intuição parental sobre o filho. Como veremos, pôr em prática tais diagnoses teria sido um engano.

Definindo o transtorno de processamento sensorial

O que é transtorno de processamento sensorial (TPS), antes também conhecido como disfunção de integração sensorial? O *site* WebMD <www.webmd.com> oferece a seguinte explicação:

> As crianças com disfunção de integração sensorial têm dificuldade em processar informação a partir dos sentidos (tato, movimento, olfato, paladar, visão e audição) e apresentam reações anormais a essa informação. Em geral, essas crianças têm um ou mais sentidos que reagem demais ou de menos aos estímulos. A disfunção de integração sensorial pode causar problemas relacionados a desenvolvimento e comportamento da criança.

Segundo o WebMD, as crianças com TPS podem exibir os seguintes sintomas:

- Ficam em constante movimento, cansam-se com facilidade ou oscilam entre os dois estados.

- Afastam-se quando tocadas.

- Recusam-se a comer certo alimentos pela sensação causada quando mastigadas.

- Excessiva sensibilidade a odores.

- Hipersensibilidade a certos tecidos, vestem apenas roupas macias ou que julgam agradáveis.

- Não gostam de ficar com as mãos sujas.

- Sentem desconforto com alguns movimentos, como balançar, escorregar, descer rampas ou outras inclinações. Seu filho às vezes tem dificuldade para subir e descer escadas, ou andar em escada rolante.

- Têm dificuldade de acalmar-se após exercícios ou após se zangar.

- Pulam, balançam-se e rodopiam em excesso.

- Parecem desajeitadas, tropeçam fácil, ou têm pouco equilíbrio.

- Exibem má postura.

- Têm dificuldade para segurar pequenos objetos como botões ou salgadinhos.

- Excessiva sensibilidade ao barulho. Aspiradores de pó, cortadores de grama, secadores de cabelo ou sirenes podem perturbá-las.

- Falta de criatividade e variedade ao brincarem. Por exemplo, usar os mesmos brinquedos da mesma maneira repetidas vezes.

Carol Stock Kranowitz, no popular livro *The Out-of-Sync Child* [A criança dessincronizada], indica que o TPS é causado pela incapacidade de o sistema neurológico de uma criança processar e usar com eficiência informações sensoriais. A autora classifica o TPS em várias categorias. A mais comum consiste em *problemas de modulação sensorial*. As crianças com esse distúrbio podem apresentar excessiva reação ao toque, às vezes respondendo com uma atitude de luta ou fuga até mesmo a um leve contato. Esse era o principal sintoma de Henry. Kranowitz também salienta que algumas crianças nessa categoria têm fraca sensibilidade ao toque (dificilmente percebendo toque, pressão ou textura) e outras buscam altos níveis de informação sensorial. As últimas às vezes gostam de espojar-se na lama, mexer em caixas de brinquedos sem objetivo, mastigar um pedaço da roupa, dar trombadas em outros de propósito ou rodopiar sem parar. Esses sintomas ajudam a explicar por que as crianças muitas vezes recebem diagnósticos errôneos como TDAH.

A segunda categoria que Carol Kranowitz descreve são os *problemas de discriminação sensorial*. As crianças com esses problemas têm dificuldade para manusear objetos, ferramentas ou utensílios, e também para sentir a temperatura de alguma coisa, se é quente ou fria. Podem não perceber que estão caindo, às vezes ser "grosseiras" e ter dificuldade para saber o grau de força a usar quando escrevem ou seguram objetos. Apresentam outras dificuldades, como compreender semelhanças e diferenças em imagens e palavras escritas, interpretar expressões faciais e alinhar colunas quando somam números. Exibem ainda fraca discriminação auditiva, o que pode causar problemas para captar o que se diz em um ambiente com um barulho de fundo que as distrai. Além dessas, também podem apresentar dificuldade para diferenciar gostos, como doce ou amargo.

A terceira categoria inclui os *problemas motores baseados nos sentidos*. As crianças com essas dificuldades têm fraco tônus muscular, o que lhes dificulta agarrar, segurar alguma coisa ou manter uma posição corporal. Às vezes exibem acentuadas dificuldades com equilíbrio e coordenação.

Além do exposto acima, quando o humor e as emoções de um filho variam a ponto de fazê-lo parecer fora de controle, talvez seja útil pensar em problemas de processamento sensorial. As dificuldades nesse processamento podem levar ao excesso ou déficit de excitação, que, por sua vez, leva a problemas de humor e comportamento.

Se seu filho reage em excesso ao toque ou exibe qualquer dos outros sintomas observados acima, você deve pensar na possibilidade de problemas de processamento sensorial. Embora o distúrbio seja mais ou menos desconhecido pela população, as estimativas de predominância entre crianças recém-ingressadas no jardim de infância variam em torno de 5% a 13%, um número até expressivo.

Opções de tratamento

Talvez tenha de partir de você a sugestão de TPS ao médico de seu filho, pois o transtorno permanece um pouco desconhecido na comunidade médica. É fácil confundir os sintomas com outros problemas, e vemos a partir do caso de Henry como é fácil uma criança receber diagnóstico errado. Quando encontrar o médico, peça a indicação de um terapeuta ocupacional especializado em pediatria. Se não houver terapeutas ocupacionais pediatras na área, peça para falar com um que tenha alguma formação e conhecimento de TPS. Se não houver nenhum adequado, você será obrigado a viajar. A maioria dos hospitais universitários tem terapeutas ocupacionais pediátricos no quadro de profissionais, e muitos departamentos de terapia ocupacional em grandes universidades têm clínicas abertas ao público. O terapeuta o informará, e ao médico da criança, sobre a necessidade do tratamento e estabelecerá um conjunto de métodos para isso.

Se ficar constatado que o comportamento explosivo de uma criança se deve a problemas de processamento sensorial, não se pode tratá-la com os mesmos métodos que seriam usados para tratar outras causas. Se usar o método errado, você não chegará a lugar algum, e terminará causando imensa frustração a seu filho e a si mesmo.

As opções de tratamento variam muito, e os métodos são individualizados para adaptar-se às necessidades de cada criança. Não existe programa "cinco passos" para TPS. Em geral, as técnicas de tratamento da criança giram em torno da ajuda para receber e lidar com informações sensoriais de maneira mais adaptativa. Conheci um menino com excepcional sensibilidade a qualquer coisa que entrasse em contato com os pés descalços, e o tratamento consistiu em fazê-lo pisar em caixas com arroz ou bolas de gude. O objetivo era ajudá-lo a habituar-se a várias texturas e sensações, para que não o fizessem sentir-se oprimido nem lhe desencadeassem pânico ou raiva.

Crianças supersensíveis ao toque podem ser ensinadas por meio de exercícios em que permaneçam calmas quando acariciadas ou massageadas, com o objetivo de habituar o sistema nervoso central a esses estímulos. Vários tipos de exercícios também ajudam as de fraco tônus muscular ou pouco equilíbrio a superar esses déficits. As que têm aversão a certas texturas, cheiros ou gostos podem ser expostas a novas texturas, cheiros ou sabores a fim de ajudá-las a se tornarem menos defensivas a essas informações.

No caso de Henry, o tratamento tomou duas direções. Primeiro, indiquei-o a um terapeuta ocupacional pediátrico que trabalhou com ele na "atitude defensiva tátil", usando vários métodos que lhe ensinavam a não ter reações exageradas a toque, pressão, textura, movimentos inesperados, e assim por diante.

Segundo, apresentei uma técnica de dessensibilização a que chamei de "treinamento do esbarrão", que tenho empregado com sucesso com muitas crianças – a maioria meninos – que exibem excessiva reação ou têm pavor do típico encontrão e da cutucada que tanto fazem parte do "mundo dos garotos". No caso de Henry, funcionava assim: eu pedia ao pai que lhe desse uma leve pancada, usando o antebraço, toda vez que passasse por ele. Isso tinha de ser feito com grande dose de humor: o pai devia emitir sons de colisão e explosão cada vez que o fizesse. Henry era convidado a fazer o mesmo com o pai, de modo aprendesse a força que deveria ter uma pancada para ser encarada como normal e divertida, e a intensidade que teria quando fosse forte demais, e talvez dolorosa para os outros.

Minha meta era ajudar Henry a chegar ao ponto em que levar um tranco se registrasse na mente dele como "coisa sem importância", ao contrário de "estou sendo atacado". Fazia-o exercitar-se dizendo essas palavras a si mesmo quando o pai lhe dava um safanão de leve: "Coisa sem importância. Não estou sendo atacado". Claro que nada disso era feito para irritar o menino de propósito, embora, sem dúvida, no início se sentisse assim. "Você está fazendo isso de propósito", gritava com o pai, "igual ao que fazem na escola". O pai respondia que sim, de fato fazia de propósito, mas os meninos na escola não. Explicava ainda que o motivo para fazer isso era mostrar-lhe que, embora fosse irritante levar um esbarrão, não se tratava de um ataque, não podia machucá-lo, além de ser uma coisa com a qual tinha de aprender a lidar sem explodir.

Duas outras técnicas também foram úteis com o menino. Ensinei-o a pedir com educação aos outros que tentassem não esbarrar nele, em vez de partir para o ataque. Interpretava papéis e fazia simulações com o garoto no consultório, pedindo que o pai fizesse o mesmo em casa. Henry não gostava dessas simulações, porque fazê-las significava ter de levar um tranco. Aprendeu a técnica, contudo, e o pai recompensou-o pelo trabalho duro levando-o a várias "saídas noturnas", ocasiões em que o filho podia escolher uma atividade para fazer ou um restaurante ao qual ir. A professora também concordou em deixá-lo ficar no fim da fila, em vez de no meio, se tivesse um dia muito difícil. Mas não lhe permitíamos usar o TPS para evitar ficar na fila. Pedi ao pai que tomasse providências para que o menino se dedicasse sempre a atividades em grupo, como escotismo e clubes de escola, de modo que aprendesse a relacionar-se com os iguais de maneira agradável, cooperativa. Os problemas de equilíbrio impediam alguns esportes, mas não desconsiderei a natação, nem caminhadas, pesca e acampamentos.

Não posso dizer se Henry chegou algum dia a gostar do treinamento do esbarrão. Desconfio que vá crescer e ser um rapaz sério demais em comparação aos colegas, um clássico exemplo de como a personalidade e outras sensibilidades às vezes interagem para afetar profundamente o estilo de vida de alguém. Para crédito dele, deixou de atacar os colegas e acabou-se com a conversa sobre medicamentos e sobre estudar em uma sala de educação especial independente para crianças com deficiências emocionais.

Em contraposição, muitos dos outros meninos com os quais trabalho e que têm dificuldades de modulação sensorial parecem quase livres dos medos de machucar-se empregando o treinamento de esbarrão; não veem a hora de trombar e colidir comigo quando atravessamos o corredor até o meu consultório. Quando vê isso, minha secretária aprendeu a apenas balançar a cabeça e resmungar consigo coisas sombrias sobre cromossomos Y e a natureza de homens e meninos.

12

ESTOU TÃO CANSADO

Para algumas crianças, a parte do dia mais sujeita a explosões é logo após o despertar. Acordam como ursos cinzentos saindo da hibernação – amuadas, sensíveis e querendo ficar em paz. Para outras, a batalha chega na hora de ir para a cama. E para outras, ainda, os dois horários do dia são difíceis.

Sempre pergunto sobre os padrões de sono quando encontro pela primeira vez com os pais de uma criança explosiva, pelas conhecidas ligações entre uma boa noite de sono, humor e comportamento. Às vezes fico sabendo que a criança tem grande dificuldade para dormir ou ficar acordada, ou que não dorme com regularidade na própria cama. Muitas vezes ouço que o filho tem medo de dormir sozinho, ronca alto o bastante para acordar o resto da família, ou luta com enurese. E também há aqueles que apenas se recusam a ir para a cama em horário razoável e insistem repetidas vezes que não estão com sono, embora acordá-los na manhã seguinte seja como cutucar aquele urso que mencionei.

Segundo a Fundação Nacional do Sono, cerca de 70% das crianças com menos de onze anos sofrem algum tipo de problema para dormir, mas muitos pais e médicos não consideram o sono sério o bastante para explicar os problemas comportamentais infantis. Talvez porque as crianças em geral não verbalizem que não se sentem descansadas e por isso ficam mal-humoradas e irritáveis. Não sabem fazer a ligação entre pouco sono e agir com impulsividade, tomar decisões erradas ou ter dificuldade de controlar as emoções. Para complicar ainda mais a situação, os pais com frequência não sabem interpretar os sinais de um filho privado de sono.

Ronald Chervin, pesquisador da Universidade de Michigan que examinou a relação entre sono e comportamento infantil, diz que as crianças cansadas muitas vezes não parecem cansadas. Em vez da aparência mais calada e esgotada que os adultos tendem a exibir quando privados do repouso noturno, elas na verdade se tornam *mais* ativas. No esforço para ficarem acordados, sobretudo na escola, essas crianças vão lutar a fim de criar um ambiente estimulante o bastante para mantê-las despertos. É possível, então, que alguns que recebem diagnoses comportamentais e de TDAH sejam apenas crianças muito cansadas lutando para ficarem acordadas! Imagine por um momento o que deve ser para uma criança dormir apenas cinco ou seis horas de sono verdadeiro toda noite, quando o ideal seria dormir dez horas. Precisa levantar-se às 6h30min da manhã, correr para vestir-se, agarrar alguma coisa para comer, juntar os livros e a mochila, pegar o ônibus para a escola e então começar a concentrar-se na difícil matéria apresentada pela professora, apesar do opressivo desejo de apenas fechar os olhos. Inclua o menino que se senta atrás dela e não para de cutucá-la nas costas com um lápis ou faz ruídos para tentar amolá-la, e você vê que isso basta para tornar qualquer um explosivo. E depois essa mesma criança precisa tomar o ônibus para casa, ir ao treino de futebol, ao balé ou à ginástica, interagir com os irmãos, jantar e fazer o dever de casa. Muitos dessas crianças esperam até estar seguras em casa para explodir, mas alguns também desmoronam na escola.

Horas de sono necessárias às crianças

Quanto seu filho dorme? A Fundação Nacional do Sono recomenda o seguinte número de horas toda noite. Não esqueça que os de dois a três anos talvez ainda precisem de cochilos diários além do descanso noturno:

Bebês	14-15h
Crianças de 1,5 a 3 anos	12-14h
Crianças de 3 a 5 anos	11-13h
Crianças de 6 a 10 anos	10-11h
Crianças de 11 a 13 anos	9-10h

Sinais de problemas de sono

Numerosos fatores físicos e emocionais podem estar relacionados a problemas de sono, e alguns à idade também. Por exemplo, os bebês tendem a ter dificuldade para dormir durante a noite toda, enquanto crianças em idade escolar têm problemas com pesadelos, sonambulismo, enurese e ronco. Se seu filho tem um ou mais dos seguintes problemas, várias vezes por semana, considere que talvez estejam contribuindo para o comportamento explosivo dele.

• Sempre adormece cedo demais ou tarde demais.

• Sempre acorda muito cedo ou muito tarde.

• Acorda os pais repetidas vezes durante a noite, por várias razões.

- Ronca.

- Faz xixi na cama.

- Tem pesadelos e terrores noturnos.

- Parece temer dormir à noite.

- É irritável, hiperativo ou explosivo durante o dia.

- Adormece durante as aulas.

- Boceja constantemente.

Quase toda criança apresentará alguns desses problemas de vez em quando, mas, se são recorrentes ou se seu filho se queixa muito deles, você precisa prestar atenção.

A importância das rotinas do sono

É importante os pais tentarem criar uma rotina e um horário de dormir regulares para os filhos. Um horário regular é de fato tão importante que a Fundação Nacional do Sono citou-o como principal dica para promover bons hábitos de sono. Muitos pais deixam os filhos pequenos convencê-los a determinar os próprios horários de dormir. Embora talvez seja divertido para a criança, um horário aleatório em que ela vai para a cama às 8h em uma noite, mas fica acordada vendo TV ou jogando *video game* até as 11h na noite seguinte não promove descanso. Além disso, alguns pais permitem aos filhos terem TV ou jogos no quarto, prática que não recomendo, pois não apenas leva a criança a criar um estilo de vida isolado como também a deixa livre para assistir TV ou jogar *video game* até as primeiras horas da manhã. Situações como essa dão às crianças o poder de tomar decisões para as quais não têm suficiente maturidade e também aumentam muitíssimo o potencial para ruptura do ciclo do ritmo de sono, o que, por sua vez, aumenta a possibilidade de comportamento explosivo ou outros problemas comportamentais no dia seguinte. Se seu filho não tem rotina e horário de dormir regulares, você deveria considerar aproveitar as próximas semanas para estabelecê-las.

Que quero dizer com uma rotina e horário de dormir regulares? Introduzir algumas atividades que ocorram toda noite para ajudar a relaxar o filho e dar-lhe dicas que é hora de dormir, e depois impor esse horário, noite após noite. Isso, aliás, não inclui TV, nem fazer dever de casa de forma febril até o fim, com um longo esforço. A programação de TV tarde da noite quase sempre não é própria para crianças e pode, às vezes, ser a causa de aflições na hora de dormir. Dever de casa tende a ser muito estressante, sobretudo estudar para provas iminentes, e não é uma atividade recomendável antes de deitar-se.

As tensões das crianças hoje são imensas. A pressão para entrar na faculdade parece quase começar na escola primária, com a ideia de que o jovem aluno precisa fazer parte da lista de honra das melhores notas, ser um superatleta, tocar um instrumento musical, ser escoteiro, e assim por diante. Embora algumas crianças prosperem nessas condições, outras não seguem o mesmo caminho. O horário de cada filho precisa ser administrado por pais racionais que conheçam os limites dele. Isso talvez signifique: reduzir as atividades pós-escola se a criança se mostra sempre muito cansada; escrever um bilhete ao professor explicando que o filho não conseguiu terminar o dever de casa naquela noite; tranquilizá-lo de que não tirar conceito A em todos os testes não é assim tão grave.

Na verdade, as crianças precisam de um período ao final de cada dia sem fazer nada, senão relaxar e interagir com a família, para que, a uma hora estabelecida toda noite, após um banho relaxante e talvez um lanche saudável, ponham o pijama, escovem os dentes, enfiem-se na cama e permitam que a mente e o corpo descansem. Tão logo a criança esteja sob as cobertas, você deve deixar o quarto e esperar que durma. De vez em quando, precisará ser flexível, pois demasiada rigidez pode frear a espontaneidade e a diversão, como quando a filha recebe uma amiga para passar o fim de semana ou quando a família fará alguma coisa especial à noite.

Se o filho for pequeno, ouvir uma história na hora de dormir ou passar um tempo com um dos pais conversando sobre os acontecimentos do dia, de maneira calma, sem pressa, são outras formas de ajudá-lo a relaxar. Alguns dos pais com quem trabalho constataram ser útil deitar-se ao lado da criança toda noite e passar os últimos trinta minutos do dia conversando sobre quaisquer preocupações que ela possa ter. É impressionante o que uma criança põe para fora quando se sente à vontade, segura e relaxada. Também incentivo os pais a falarem dos interesses da criança nesse tempo. Você deve exibir aquilo que chamo de "ouvido fascinado". Demonstrar vivo interesse pelo que interessa ao filho ajuda a fortalecer a ligação entre vocês, e essa rotina tende a resultar em um final positivo para o dia.

Às vezes muitos pais de crianças cansadas demais e explosivas se sentem tão nervosos e estressados que não se dispõem ou não têm condições de partilhar esse tipo de intimidade com os filhos. Quantas vezes já ouvi: "Dr. Riley, mal posso esperar o fim do dia, quando ela vai para a cama. Detesto admitir, mas simplesmente não aguento mais ficar perto dela!". Embora compreensível, trata-se de uma postura limitada e que serve apenas para deixar a criança mais insegura e explosiva. Deitar-se no fim do dia para uma amorosa conversa com o filho sobre esperanças e sonhos, preocupações e medos, poderá auxiliar a ajudar a acalmá-lo e prepará-lo para dormir.

Medos, preocupações, pesadelos e outros despertares noturnos

Conheci algumas crianças que não sabem o significado das palavras "preocupação" e "medo". Também conheci outras que vivem segundo essas palavras. Nenhum dos cenários é bom. Para elas, medos e preocupações afloram mais de imediato quando ficam sozinhas na cama, no escuro, no fim do dia. Algumas, claro, encontram meios positivos de ignorá-los, como flutuar para a terra da fantasia, com pensamentos ociosos sobre todas as coisas divertidas que talvez aconteçam no dia seguinte. Outras enfrentam as preocupações da hora de dormir de modo inesperado e às vezes chocante.

Uma menina de dez anos de quem cuidei há muito tempo veio me ver a primeira vez com uma área careca mais ou menos do tamanho de uma moeda de cinquenta centavos no alto da cabeça. Começara a arrancar fios de cabelo, um por um, ao deitar-se na cama, tentando dormir. Isso progredira para arrancar os cílios, também um por um. A mãe, muito constrangida e zangada com o que a filha fizera, comprara cílios postiços para ela usar na escola, mas a menina teve alergia ao adesivo e não pôde mais usá-los.

É difícil entender por que algumas pessoas têm sentimentos positivos em relação à dor, mas em geral fazem essas coisas para extravasar emoções contidas, das quais não conseguem livrar-se de outro modo. Como descreveu de forma tão sagaz uma adolescente com histórico de cortar os pulsos: "Qualquer sensação é melhor que as preocupações". Quando se nota que um filho anda lidando com os medos de maneira expressiva (arrancando cabelos, roendo demais as unhas, cutucando a pele até ocorrer sangramento), trata-se de um aviso que ele precisa de ajuda profissional.

Ajudar o filho a combater os medos

As crianças que se preocupam com frequência têm maior dificuldade em separar-se dos pais na hora de ir para a cama e dormir. Muitos pais relatam-me que o filho se agarra a eles como se corresse risco de morte quando se curvam para dar um beijo de boa noite. Uma vez sozinha, a criança se agita, vira ou fica acordada durante horas, às vezes chamando-os repetidas vezes em busca de restauração da confiança. Essas crianças têm medo do escuro e se preocupam com monstros, morte, ameaças, escárnios dos colegas intimidadores na escola, notas, desempenho escolar, e assim por diante. As preocupações intrometem-se nos sonhos em forma de pesadelos, fala durante o sono (soníloquo) ou terrores noturnos. Quando chega a manhã, estão cansadas demais para levantar-se e ir à escola, para comer, mal-humoradas e propensas a perder o controle em um piscar de olhos.

Você pode fazer algumas coisas razoáveis para ajudar seu filho nesse sentido. Se ele tem medo do escuro, providencie uma lâmpada fraca que fique acesa durante toda a noite ou deixe sempre alguma luz do corredor acesa antes de entrar no quarto da criança. Se tem medo de monstros e pessoas que possam invadir a casa à noite, controle de todos os modos o que ele vê na TV e os vídeos. É impressionante o número de pais que permitem que os filhos assistam aos filmes de horror da série *Brinquedo assassino*, por exemplo, sabendo que eles têm pesadelos com bonecos como Chucky. Uma estratégia que muitas vezes funciona bem para as crianças dadas a pesadelos envolve fazer o filho contar-lhe o sonho ruim em voz alta. Então vocês dois podem listar todos os motivos por que o sonho não faz sentido. Por exemplo, quantas reportagens nos noticiários já apareceram envolvendo monstros que saltam de um armário à noite?

Às vezes gosto de usar o que chamo de "teoria da câmera fotográfica" com as crianças que têm genuína convicção que fantasmas, monstros e extraterrestres são reais. Digo-lhes que existem por volta de 75 milhões de famílias nos Estados Unidos, e que cada uma tem em média duas câmeras fotográficas em casa. Mas nenhuma jamais conseguiu tirar uma fotografia de um fantasma, monstro ou extraterrestre residindo no armário ou embaixo da cama de um filho (aliás, ou em qualquer outro lugar).

Outra técnica boba, mas eficaz, é vocês dois inventarem alguma coisa nova, detalhes mais agradáveis para completar o sonho. Por exemplo, digo às crianças que, quando contarem o pesadelo, podem pegar os óculos de raios *laser* e encolher o monstro, fantasma ou extraterrestre ao tamanho de um besouro, depois se imaginar esmagando-o. Ou usar o brinquedo para aquecer o monstro até explodi-lo e o suco voar para todos os lados!

Treine seu filho a adormecer

Ajudar um filho a empreender ação contra os medos em vez de ceder a eles é importante. Atender uma criança ansiosa que pede para você dormir com ela ou que quer dormir em sua cama não é aconselhável. Constatei que pouco bem resulta disso. O que começa como uma desesperada tentativa para fazer o filho dormir em uma noite muitas vezes termina por se tornar um ritual noturno. Alguns adolescentes de 15 e 16 anos ainda não conseguem dormir sozinhos. Dá para imaginar a vergonha subjacente que esses jovens sentem. Uma adolescente que tratei muitos anos atrás sentia tanto desespero de ficar sozinha na cama que arrastava o saco de dormir para o quarto dos pais e lá ficava.

Se a criança tem dificuldades para dormir sozinha e um dos pais precisa ficar no quarto dela por algum tempo na hora de adormecer a fim de acalmá-la lendo um livro, contando uma história ou fazendo uma relaxante massagem nas costas, sem dúvida deve fazê-lo. Mas depois saia do quarto. Será difícil no começo, porém ela aprenderá a deixar as preocupações para trás e adormecer sozinha.

Se seu filho adormece, mas acorda repetidas vezes durante a noite, é importante *não* adquirir o hábito de ir confortá-lo fisicamente. Talvez agrave o problema "ensiná-lo" a necessidade de sua presença no quarto para que ele adormeça, ou pode em essência acostumá-lo a acordar durante a noite em busca da proximidade e da atenção do pai ou da mãe. Em vez disso, tente ir à porta do quarto do menino de vez em quando para deixá-lo ouvir sua voz e saber que não o abandonou. Depois indique firmemente que é hora de voltar a dormir e saia. A criança precisa aprender a adormecer sozinha, sem que você esteja ali para embalar, abraçar ou confortar.

No excelente livro *Solve Your Child's Sleep Problems* [Resolva os problemas de dormir de seu filho], Richard Ferber, diretor do Centro para Distúrbios Pediátricos do Sono no Hospital Infantil de Boston, descreve em detalhes seu popular método de ensinar crianças a voltarem a dormir sozinhas. A técnica, que tem funcionado bem para meus pacientes, consiste mais ou menos no seguinte: se um filho o chama chorando à noite, espere cinco minutos antes de ir ao quarto dele. Tranquilize-o com a voz, mas não entre. Se ele continuar chorando, espere dez minutos antes de aparecer na porta. Ferber sugere limitar o período de espera a quinze minutos na primeira noite em que você aplicar essa estratégia. Toda noite após isso, tente aumentar o tempo de espera em cinco minutos. A maioria das crianças acabará por aprender a não esperar conforto físico dos pais, aprendendo por si só a voltar a dormir. Considere isso uma importante habilidade que está ensinando ao seu filho, ao contrário de sentir-se culpado por deixá-lo chorar.

Use um sistema de recompensa

Usar um sistema positivo de recompensa como parte de um plano de modificação do comportamento para ajudar as crianças a realizarem suas metas, incluindo as de dormir, tende a ser eficaz. Este exemplo servirá para ilustrar isso: Karen tinha nove anos e, como muitas crianças, hesitava em ir para a cama porque ficar sozinha no quarto fazia-a sentir-se vulnerável. Recusava-se a ir dormir, a não ser que a mãe (ou o pai) prometesse continuar acordada por várias horas depois que ela fosse para a cama, em essência para vigiar a casa. Era a única coisa que lhe dava suficiente tranquilidade psicológica para se enfiar na cama e dormir. Introduzi-a em um programa de contagem regressiva com uma recompensa. Na primeira noite do programa, os pais diziam-lhe que iam ficar acordados 120 minutos depois que ela fosse para a cama. Se ficasse na cama durante a noite toda, de manhã receberia uma recompensa de 50 centavos, o que Karen valorizava muitíssimo, pois havia "coisas de menina" que desejava comprar sozinha. Na segunda noite, os pais ficariam acordados por 110 minutos, com mais uma recompensa de 50 centavos de manhã pelo sono bem-sucedido da noite. O intervalo diminuiria 10 minutos por noite, com a recompensa continuando a mesma. Incluímos um mecanismo para começar a ajustar o programa, pois sabíamos que, à medida que se fosse reduzindo o intervalo entre a ida de Karen e a dos pais para a cama, o nível de ansiedade dela poderia aumentar. Por exemplo, assim que reduzíssemos para 40 minutos, o intervalo mudaria em apenas 2 minutos por noite, de 40 minutos para 38 minutos, depois de 38 minutos para 36 minutos, e assim por diante. A teoria era que, enquanto a menina continuasse a ser exposta a períodos de tempo cada vez mais breves entre seu horário de dormir e o dos pais, ela ganharia o bem-estar e a confiança para o repouso noturno.

Também acrescentei um desafio ao trato. Disse-lhe ter conhecimento que o maior medo dela era ter de ir para a cama depois que a mãe se deitasse. (Como muitas meninas da mesma idade, Karen era mais sensível ao que a mãe fazia que em relação ao pai.) O desafio que acrescentei foi que, quando chegasse a ocasião, depois que a menina reduzisse os intervalos e se sentisse bem-sucedida e valente, a mãe na verdade iria deitar-se 15 minutos *antes*. Se ela lidasse com isso tranquilamente, depois fosse para a cama e ficasse ali a noite toda, ganharia uma recompensa de cinco dólares na manhã seguinte, uma soma imensa para ela. Expliquei a Karen e a seus pais que, se ela não conseguisse cumprir a tarefa sossegada durante a noite toda, ficaria tudo bem, pois lhe seria dada essa oportunidade mais uma vez.

Como se constatou depois, foram necessárias apenas algumas noites de diminuição do intervalo em 10 minutos antes de Karen tentar merecer a recompensa de cinco dólares. Passou tranquila a noite toda e recebeu o dinheiro no dia seguinte. Isso propiciou uma cura milagrosa? Não, de fato, não; poucas coisas o fazem. Mas a criança sentiu, sim, muito orgulho por ter enfrentado os medos e tornou-se muito mais otimista em relação a alcançar a meta. Se você remontar o pensamento ao material do Capítulo 2 sobre como as conversas e a exposição real à situação temida são fundamentais para acalmar o cérebro, pode ver por que o programa funcionou nesse caso. Conversamos muito até acertar o trato, mas também lhe demos a oportunidade de enfrentar os medos. A menina continuou a trabalhar no programa até conseguir, vários meses depois, ir para a cama sozinha sem nenhuma dificuldade.

Perturbações dramáticas do sono

Terrores noturnos, falar dormindo, sonambulismo e debater-se na cama são algumas das mais dramáticas perturbações de sono. Tendem a ocorrer durante despertares parciais de um sono profundo, sem sonhos, e não necessariamente significam que a criança tenha quaisquer problemas emocionais arraigados com os quais é preciso preocupar-se. Às vezes se devem apenas ao fato de os ritmos de sono ainda estarem amadurecendo. O filho talvez precise de algum reconforto de um dos pais após esses incidentes, embora muitos logo voltem a adormecer. Com o amadurecimento da criança, esses problemas tendem a desaparecer.

Quando os frequentes terrores noturnos e sonambulismo continuam depois dos seis anos e entram na adolescência, o quadro talvez envolva fatores psicológicos. As crianças com esses sintomas mostram-se quase sempre preocupadas com alguma coisa, como não se sairem bem na escola, não serem populares, bonitas ou valentes o bastante. Também se preocupam muito quando ouvem os pais discutirem demais ou quando alguém na família adoece. Embora não expressem medos e sentimentos, manifestam muitas vezes as preocupações como perturbações de sono.

Soníloquo é apenas isto: falar enquanto dorme. O sonambulismo ocorre quando uma criança levanta-se (por si mesma e com toda calma) e começa a andar sem ter consciência do que faz. Terrores noturnos, quando ela de repente se senta na cama e chora ou grita freneticamente. Também pode correr no quarto como se estivesse acometida de pânico. Quando se tenta falar com uma criança nesse estado, ela talvez responda, mas não em um sentido lógico.

Os pais de John, oito anos, trouxeram-no para me ver por causa dos terrores noturnos do filho, que acordava de repente e punha-se a gritar a plenos pulmões. Às vezes o encontravam em pé na cama, braços estendidos, girando em círculos. Em outras, saía correndo pelo corredor do andar de cima, com os pais atrás para que ele não caísse escada abaixo. Embora os episódios sejam assustadores para os pais, são muito mais comuns que se imagina, e é muito provável que desapareçam quando a criança amadurece em termos físicos e emocionais. É importante que os pais expliquem ao filho que ele não é "louco" porque fala e anda dormindo, ou tem terrores noturnos. Devem encarar esses problemas de dormir como pistas úteis que o menino talvez tenha preocupações e tensões para as quais necessita de ajuda. Se seu filho continuar a sentir um intenso nível de estresse que lhe interrompe o sono, é provável que você precise procurar ajuda do pediatra ou de um psicólogo infantil.

Ronco, problemas respiratórios e apneia do sono

Um dos mais encantadores e educados garotos com quem já trabalhei lutava contra a apneia não diagnosticada, uma forma do que se conhece como perturbações respiratórias do sono (PRS). Trata-se de uma síndrome em que a pessoa de fato passa por breves episódios de suspensão respiratória, repetidas vezes durante a noite. O cérebro impulsiona o corpo a respirar tão logo registra que a pessoa não recebe suficiente oxigênio, o que a leva a interrupções momentâneas do sono.

A pessoa respira, depois torna a dormir, apenas para passar pelo ciclo de novo, de forma contínua. Literalmente acorda centenas de vezes toda noite, depois torna a adormecer, embora raras vezes atinja os estágios profundos de sono que a deixariam descansada. Não admira que o menor nível de oxigênio no sangue e a falta de sono repousante a deixem exausta e explosiva na manhã seguinte.

O garoto de treze anos que veio ao meu consultório sentia um cansaço tão incontrolável que adormecia durante a aula e começava a roncar, o que, claro, fazia dele alvo de risos da turma. Para piorar tudo, a professora sempre o incitava de forma brusca a "acordar" diante dos colegas de sala. Ele começou a reagir com um comportamento agressivo: chutava coisas ou derrubava a carteira, e saía da sala com raiva e frustração. Contou-me durante uma sessão:

– Isso me deixa com vontade de matar alguém. Deixa mesmo. – Socava um punho no outro ao falar. – Quero apenas fechar os olhos e tirar um cochilinho. Apenas um cochilinho durante as aulas ajudaria tanto... Às vezes pergunto se posso ir à sala da enfermeira. Digo que estou enjoado só pra poder deitar na cama e tirar um cochilo.

Por sorte, para o pré-adolescente, a apneia era causada pelas amígdalas aumentadas, cuja retirada cirúrgica proporcionou uma rápida solução do problema e, em consequência, do comportamento explosivo. Eis um bom exemplo sobre como um padrão de sono interrompido pode ter profundo impacto no comportamento de uma criança que, sem isso, vinha se saindo muito bem.

Segundo os Institutos Nacionais de Saúde, mais de 10% das crianças têm problema de ronco, a forma mais branda de PRS. Pode ser causado por congestão nasal e amígdalas ou adenoides aumentadas. Algumas crianças que roncam talvez também tenham apneia do sono, o que apresentei antes. As crianças afro-americanas apresentam duas vezes mais probabilidade que as caucasianas de apresentar PRS, e as com excesso de peso uma chance ainda maior de desenvolver o distúrbio.

Muitos estudos importantes mostraram uma ligação direta entre PRS com problemas comportamentais e baixo desempenho em testes padronizados. Um estudo de 2006, citado no periódico *Pediatrics*, indica que crianças com PRS submetidas a cirurgia para remoção das amígdalas têm chance de comportar-se e dormir melhor um ano depois. De fato, cerca da metade das diagnosticadas com TDAH antes da cirurgia de amígdala não apresenta mais os critérios para esse diagnóstico um ano depois. Os pesquisadores indicaram que não é obrigatório os resultados mostrarem causa e efeito, e não se pode considerar a amigdalectomia uma "cura". O potencial de efeitos benéficos, porém, para as crianças privadas de sono e com TDAH sem dúvida é digno de nota. Lembre-se que as crianças que sofrem desse transtorno também tendem a ser mais impulsivas e explosivas, enfatizando a afirmação que o sono insatisfatório em consequência de PRS pode com certeza resultar em comportamento explosivo. Se desconfiar que a conduta explosiva de seu filho talvez seja decorrente de PRS, consulte o pediatra para ajuda nessa área.

Fazer xixi na cama

Fazer xixi na cama, ou enurese noturna, pode interferir no sono de um filho, e é importante saber como lidar de forma acertada com isso, não apenas em relação à eliminação de questões potenciais de comportamento explosivo, mas também aos problemas de autoconceito da criança. A maioria dos estudos mostra que a enurese regular ocorre em cerca de 40% das crianças de quatro anos, 15% nas de cinco anos e 5% nas de dez anos. As crianças e os pais às voltas com enurese parecem aliviados quando ouvem essas estatísticas, pois em geral têm a sensação que são os únicos a lidar com esse problema.

Por que algumas crianças lutam com enurese e outras não? Um sistema nervoso imaturo, a pequena capacidade da bexiga, o aumento da produção de urina durante a noite ou uma infecção ou condição neurológica (embora acompanhados por outros sintomas diurnos, como micção dolorosa, sangue na urina, incapacidade ou fortes impulsos para urinar) podem ser os responsáveis. Outras causas possíveis são sensibilidades a alimentos, tensão ou ansiedade. Por fim, a hereditariedade é um forte fator responsável. Se um pai fez xixi na cama até tarde, o filho tem uma chance muito mais forte de enurese frequente acima dos cinco anos.

Em vista de tudo isso, é importante que os pais informem aos filhos que a enurese não é culpa deles, e que com o tempo o corpo se ajustará. Precisam ainda reunir toda a paciência exigida para ajudar a criança a atravessar esse problema, pois a enurese não prejudica apenas o ciclo de sono dela; também afeta o sono dos adultos, sobretudo se os acidentes acontecem toda noite. Muitas vezes a criança acorda em uma cama encharcada e grita pelos pais em busca de ajuda. Isso em geral significa que um dos dois precisar despertar de um sono profundo, trocar as roupas da cama e do filho e, em alguns casos, confortá-lo e tranquilizá-lo, tudo isso sem parecer punitivo nem zangado. Tarefa nada fácil! É, contudo, de vital importância que se apoiem um ao outro durante esse tempo, revezando-se ao levantar à noite e expressando ânimos mútuos sobre a importância de não serem muito críticos.

Várias estratégias para lidar com a enurese talvez sejam úteis:

- Certifique-se que excluiu quaisquer problemas neurológicos capazes de afetar o trato urinário. Nessa questão, peça ajuda ao pediatra do filho.

- Explique à criança como funciona a bexiga. Diga-lhe que se assemelha a um balão inflável com um músculo na ponta, que pode ser bem fechado para impedir a saída da urina. Às vezes as crianças dormem um sono tão profundo que o cérebro para de lembrar ao músculo que fique bem fechado. À medida que vão ficando mais crescidas, o mecanismo passa a funcionar de forma independente. Essa explicação talvez ajude a tirar o mistério, o medo e a culpa da criança.

- Mande-a evitar o consumo de grandes volumes de líquidos depois das 18h, mas lembre que demasiada restrição nesses casos pode causar desidratação.

- Não deixe de fazer o filho esvaziar toda a bexiga antes da hora de dormir. Algumas crianças têm tanta pressa de ir para a cama que só a esvaziam pela metade.

- Tente acordá-lo antes de você ir para a cama ou a certos intervalos durante a noite, para permitir-lhe urinar.

- Se seu filho é alérgico ou sensível a um alimento específico, como leite, talvez enfrente mais dificuldade com enurese. (Ver Capítulo 3 para saber mais sobre esse problema.) A eliminação do alimento que lhe faz mal pode resolver inúmeros outros problemas, além da enurese.

- Você já leu antes neste livro sobre a técnica de gente grande. O método se baseia na ideia de que as crianças têm o desejo intrínseco de serem consideradas "grandes". Com esse objetivo, se lhes damos responsabilidades de "gente grande" em casa, como passar o aspirador de pó no quarto ou arrumar a mesa para o jantar, eles começarão a internalizar a "condição de grande", como também a agir com responsabilidade em outros aspectos da vida. Nesse espírito, se seu filho de seis anos ou mais teve um acidente na cama, deve agir como "grande" tentando trocar o pijama molhado por um seco e talvez até colocando lençóis secos na cama. É muito importante não fazer isso parecer um castigo, mas, antes, uma forma de ajudá-los a pensar em si mesmos de maneira positiva.

- Considere a possibilidade de medicamento. Para as crianças mais velhas ou as que não reagem a outras estratégias, o medicamento às vezes é a resposta. Consulte o pediatra para obter mais informações a respeito.

Problemas para dormir e outros

Preciso observar, por fim, que os problemas para dormir parecem coexistir muitas vezes a outros distúrbios que, sempre que você perceber essa dificuldade em um filho, também deve ficar atento aos problemas de atenção, cognitivos, comportamento opositor, sociais, depressão, ansiedade e, claro, explosões.

É de suma importância tratar quaisquer dificuldades de peso não apenas em vista de problemas de saúde futuros associados com a obesidade, mas também porque a perda de peso melhora os problemas relacionados aos PRS. Uma última área de preocupação consiste na ligação entre problemas relacionados a dormir e o funcionamento da família. Embora talvez não pareça que as tensões familiares exerçam um óbvio impacto em uma criança, às vezes esse estresse é expresso como um problema para dormir. Se isso ocorre em sua família, seria sensato procurar orientação familiar ou terapia conjugal.

13

COMO DIMINUIR EXPLOSÕES

"Em qualquer situação, a solução mais simples é a melhor. Isso serve como um excelente princípio orientador no trabalho com um filho explosivo. Os pais devem começar com as soluções mais simples, na esperança que talvez funcionem com a criança, e só buscar as mais complexas quando necessárias. Ao longo dos anos, vi inúmeras crianças que deixaram de explodir quando pais e professores passaram a dar-lhes o tipo de informação verbal sistemática que tratei na seção sobre o programa "gente grande", no Capítulo 2. Muitas vezes não há a menor necessidade de procurar formas mais complexas de aconselhamento e tratamento.

Deparo todo dia com pais que supõem ter expressado suficientes elogios verbais se de vez em quando dizem alguma coisa positiva aos filhos sobre o comportamento deles. Quando me refiro a intervenções baseadas em elogio, respondem: "Já fiz. Não funciona". É improvável, contudo, que tenham tentado com tanta frequência e constância como pretendo. Embora seja verdade que não existe mágica, às vezes o elogio *constante* a uma criança sobre comportamento adequado e a lembrança otimista e *constante* de que precisa melhorar, quando prestes a perder as estribeiras, gerará admiráveis resultados. Sobretudo os pais habituados a irritar-se, gritar e a concentrar-se apenas nos erros das crianças terão de dedicar um longo período (no mínimo, semanas, e, na certa, meses) ao uso dessa estratégia, a fim de provar aos filhos que também fizeram suas próprias mudanças e não vão mais ficar furiosos em relação ao comportamento deles. Lembre-se: a maioria das crianças aspira a ser grande e tentará dar o melhor de si para cumprir as expectativas quando informada e elogiada. Pôr esse tipo de intervenção em prática exige apenas alguns segundos ("Escute, gostei mesmo do jeito como você agiu no recreio hoje! Zona total de gente grande!"), mas pode ser um bálsamo de incrível poder para a alma da criança. Do mesmo modo, é fácil proferir elogios verbais aos mais velhos sobre a forma acertada e a maturidade do comportamento deles.

Se a solução mais simples – elogio verbal – não funcionar com a criança, não deixe de combiná-la com elogio físico (abraços e cumprimentos de mão), além de louvor público (rodadas de aplauso à mesa de jantar por ter um excelente dia, de aplauso dos colegas de sala por uma manhã ou tarde bem-sucedidas, nomeando-o líder da fila como recompensa pelo bom comportamento, afixando bilhetes na geladeira por uma esplêndida semana na escola).

Se os elogios físicos e públicos não funcionarem, passe para as estratégias de reforço intensificado. Algumas das crianças com quem trabalho se saem bem usando um programa no qual recebem uma pequena recompensa noturna por terem tido um dia bem-sucedido (um picolé, um tempo jogando *video game*, permissão para dormir mais tarde ou acesso a um brinquedo ou objeto especial). Se a criança mantiver o comportamento de segunda a sexta, também ganha uma recompensa muito mais significativa no fim de semana, como receber um amigo, ou amiga, para passar a noite, uma saída para um filme ou *pizza*, pescar, participar de um longo passeio de bicicleta ou de um encontro de jogo em um ginásio infantil especial. A beleza desse programa é a criança receber um reforço diário (trabalhar para receber alguma coisa uma semana depois é abstrato demais para elas) e, se mantiver o esforço a semana toda, a recompensa é muito maior. Se falhar em algum ponto durante a semana, não a condene à triste posição de perder tudo. Ainda pode continuar a trabalhar para conseguir a pequena recompensa diária. Recomece o programa toda segunda-feira de manhã e reforce a esperança de ganhar aquele grande prêmio no fim de semana.

Se você recorrer às estratégias de elogio e reforço sem proveito nenhum, não quer dizer que esses métodos não sejam úteis. De fato significa que precisará intensificar claramente o esforço para determinar quais causas ocultas de comportamento explosivo que examinamos neste livro têm mais probabilidade de dominar a vida do filho. Quando se tornar ciente da causa, o tratamento também se evidencia por si mesmo. Por exemplo, as crianças que explodem repetidas vezes porque levam encontrões ou alguém esbarra nelas, ou as que exibem outras indicações de disfunção de processamento sensorial, como aversões a certas texturas de roupa ou alimento, devem ser avaliadas por um terapeuta ocupacional pediátrico, que poderá elaborar um plano de tratamento destinado a ajudá-las com as sensibilidades físicas.

Do mesmo modo, se se tornar visível a ligação entre a ingestão de alimentos e as explosões e comportamento irritável da criança, elimine da dieta o item que lhe faz mal. O acesso a esse alimento para os outros membros da família terá de ficar sob rigoroso controle, para que a criança alérgica não possa ingeri-lo. Isso não será fácil, mas é necessário.

Crianças que explodem devido a fatos ou transições inesperados devem ser expostos a eles com intensidade, para que fiquem dessensibilizados. Envolva as crianças ansiosas em terapia de conversa para descobrir o que têm usado como provas certas que as coisas vão acabar mal.

Tanto as crianças deprimidas quanto as ansiosas se beneficiarão das conversas com alguém especializado em terapia cognitiva comportamental, sobretudo se falarem das crenças negativas que alimentam em relação a si mesmas e a suas vidas. Mas tem igual importância inseri-las no mundo, na mistura de pessoas, lugares e coisas, para que aprendam a sentir alegria e prazer. Esteja preparado para o filho queixar-se que nada o ajudará e, em princípio, dizer-lhe que não gosta de nenhuma das coisas que você o tem incentivado a fazer. Trata-se da forma de ele expressar depressão, e cabe a você ajudá-lo a recuperar a sensação de esperança para o futuro. Crie o hábito de frequentar reuniões e sessões de estratégias com professores se tiver uma criança com dificuldade de aprendizagem. E interceder na escola para elaborar um currículo escolar que potencialize as forças e o ajude a fortalecer as fraquezas. Marque sessões de aula particular com professores ou instrutores privados, e prepare-se para lutar com o filho para a ida a essas sessões.

À medida que intensificar a busca pelo que vem causando as explosões, talvez você descubra a existência de mais de um problema em ação, cada um passível de causar comportamento explosivo. O termo para isso é "comorbidade", e um exemplo é a criança que não consegue concentrar-se, fica deprimida e tem poucas aptidões sociais.

A ocorrência concomitante de sintomas é surpreendentemente comum. Mais de um terço de crianças com TOC também tem TDAH; as com TOC em geral também sofrem de ansiedade, comportamento opositor ou depressão; a sobreposição TDAH e depressão ou TDAH e comportamento opositor pode chegar a até 56%; e as crianças com dificuldades de aprendizagem podem exibir quatro vezes mais problemas emocionais e comportamentais que as sem dificuldades de aprendizagem. Sabe-se que mesmo as que sofrem de alergia, se você se lembra, também sofrem de índices muito maiores de problemas emocionais, de aprendizagem e comportamentais, comparadas com outras crianças sem alergias.

Não perca o ânimo! Embora sua intuição o faça acreditar que as crianças com carga tão pesada de problemas emocionais talvez se revelem impossíveis de tratar, você precisa ficar a par de um intrigante estudo dos pesquisadores Alan Kazdin e Moira Whitley, da Universidade de Yale, planejado para testar o que se conhece como hipótese da complexidade. Essa hipótese afirma que, quanto mais complexo um caso, como em crianças com múltiplos transtornos diagnosticáveis, maiores as chances de que reajam a tratamentos que se revelaram eficazes em casos menos complexos. O estudo concentrou-se em 183 crianças encaminhadas por comportamento desagregador. Mais de 78% dos participantes cujo diagnóstico primário era de transtorno desafiador opositor correspondiam aos critérios de mais de um distúrbio, alguns deles satisfazendo os critérios de até cinco outros transtornos, entre eles depressão, TDAH, ansiedade de separação, transtorno de excesso de ansiedade e transtorno de ajustamento ou adaptação. O estudo constatou que as crianças com mais de um distúrbio mostraram mudança maior ao fim da terapia do que as com um só.

Esse estudo é importante por várias razões. Primeiro, as descobertas nos lembram de manter o otimismo diante de um complexo conjunto de sintomas. Às vezes, com persistência e sorte, identificamos o problema-chave. Obter ajuda nesse primeiro problema faz todos os sintomas do filho desmoronarem como um castelo de cartas, uma lição sobre como tudo se interliga.

Um esplêndido exemplo disso foi outro menino (de dez anos) que me foi indicado porque era explosivo em casa e queixava-se de sentir-se cansado o dia todo na escola. Roncava como um trem de carga à noite e recebia muitas gozações por isso. Pedi aos pais que apresentassem os problemas de sono dele ao pediatra e pensassem na possibilidade de submetê-lo a um estudo de sono. O pediatra fez um único exame na garganta do menino e, segundo a mãe, afirmou: "Meu Deus, ele não pode respirar!". Após ser encaminhado ao otorrinolaringologista, submeteu-se a uma cirurgia de remoção das amígdalas e adenoides. Em consequência, passou a ter um sono mais repousante, o que resolveu a irritabilidade, o comportamento explosivo e também ajudou-o ficar acordado na escola. Os pais me agradeceram por suscitar a questão do estudo de sono, porque isso os levou de volta ao pediatra do menino. Mas também afirmaram com satisfeita ênfase que ele não precisava mais da minha ajuda.

É mais comum descobrir esses problemas-chave do que você talvez imagina. Ao mesmo tempo, em muitos casos em que uma criança exibe múltiplos sintomas, o melhor a fazer é trabalhar em cada problema de forma sistemática, um de cada vez. Por onde começamos? Mais uma vez, pergunte a si mesmo qual é a *principal* coisa que você sabe, desconfia ou tem observado sobre seu filho. Que sintomas parecem ter mais força e exercer mais pressão? Nessas situações, continuamos a afastar os sintomas, usando técnicas de tratamento específicas para ajudar nesse sintoma.

A aceitação de minhas sugestões sempre fará seu filho feliz? Claro que não. Mas tenho visto admiráveis transformações nas crianças explosivas com que trabalho quando pais e terapeutas são persistentes. Você também terá sucessos semelhantes com seu filho ou com as crianças com quem trabalha como profissional? Não há nada, em absoluto, para me fazer achar que não, porque vi os métodos que abordei neste livro darem a famílias e crianças um rápido alívio nos muitos anos que os tenho empregado. Passei a acreditar que todas as crianças explosivas são capazes de uma grande reviravolta assim que identificamos as causas das explosões.

14

IDEIAS FINAIS SOBRE VIVER E TRABALHAR COM CRIANÇAS EXPLOSIVAS

A principal necessidade de uma criança explosiva é um pai ou mãe que não seja um adulto explosivo. Se o filho ou as crianças com quem trabalha como profissional da área apresenta problemas de roteiros/itinerários, humor ou qualquer outro motivo, tenha sempre em mente que nenhum deles explode de propósito. Nem dos que fazem o mais consciente esforço para serem maus (as crianças do contra) se pode dizer que estejam em total controle de si mesmos. Todos sabemos que agem segundo uma fantasia, e não em contato com a realidade, quando pensamos com clareza sobre a disparidade de direitos, poder e privilégios entre eles e os adultos. A única coisa que se pode ter certeza é que, tão logo um filho explode, está completamente perdido e precisa de alguém – provavelmente você – para guiá-lo de volta à segurança.

Precisa-se adotar uma atitude específica para intervir com sucesso na vida de crianças explosivas, à qual me referi como "distanciamento atencioso". A parte "atenciosa" é para lembrá-lo que as crianças que explodem precisam ser tratadas com carinho e delicadeza, e o único meio de você conseguir isso é conscientizar-se do humor implícito na tentativa que elas fazem para derrotá-lo. Um filho de um metro de altura tem de ter um forte otimismo para competir com um dos pais, e, se este parar apenas um momento para perguntar a si mesmo que chance real a criança tem de derrotá-lo, não pode deixar de rir. Como tenho dito centenas de vezes a pais esgotados: "Você tem tudo. O filho tem apenas a atitude dele". Essa disparidade de poder deixa a criança sem a mínima chance, qualquer que seja, de competir com êxito, pelo menos desde que você se controle e mantenha o ponto de vista que ela jamais será uma ameaça. Apesar disso, a criança tentará derrotá-lo, coisa que devia fazer parte da definição oficial da palavra "infância".

Quanto ao "distanciamento", qualquer criança explosiva dará o melhor de si para envolvê-lo em uma batalha. Quando o adulto se envolve com uma criança fora de controle, perdendo também o controle, ou toma o elevador da imaturidade e desce ao mesmo nível, assemelha-se a mergulhar no pântano com um jacaré. Você faria melhor prevendo a surra que está prestes a levar se fizer essa viagem, pois uma criança fora de controle não joga limpo. Ela o fisgará lançando-lhe insultos ("Seu cabeça-dura!"), ou partindo direto para o coração ("Você é uma mãe/um pai ruim, muito ruim!"). Talvez ainda o chute, cuspa ou lhe dê um safanão. Tão logo você tome isso de forma pessoal e as emoções passem a dirigir suas atitudes, começa a perder a autoridade como pai e chefe da família. Como me disse uma mãe muito sábia, tão logo você desce ao nível da criança e grita, berra, bate boca e ameaça, acabará no fim pedindo-lhe desculpas por magoá-la, e se sentirá um ser humano bem detestável.

Como você julgará agora aquele menino que vê dando faniquito no supermercado, sobre o qual falei no princípio do

Capítulo 1? Ainda se sentirá tentado a considerá-lo um moleque malcriado? Ou sua mente começará a girar em torno de hipóteses sobre as quais poderiam ser as verdadeiras causas da explosão, e as soluções possíveis? É óbvio que espero que gire pelo menos um pouco, pois isso indicará que você não mais encara em termos simples as crianças que têm um acesso de raiva. Tomara que, de uma maneira estranha, as explosões o lembrem de pensar na infinita variedade de comportamentos e emoções que fazem parte da experiência humana, e como precisamos olhar cada criança como verdadeiro indivíduo que é. Qualquer coisa menos, falhamos.

NOTAS

1. NÃO SOU UM MOLEQUE, SOU APENAS UMA CRIANÇA QUE PRECISA DE AJUDA

O temperamento, sobretudo em homens, pode às vezes prever a direção que uma pessoa tomará na vida. Se você se interessa por pesquisa de expectativa de vida, considere este importante estudo de Avshalom Caspi e Glen Elder: "Moving Against the World: Life-Course Patterns of Explosive Children", *Developmental Psychology* 23 (1987): 308-13.

2. MUDANÇAS E TRANSIÇÕES ME FAZEM EXPLODIR

Psicólogos especializados em desenvolvimento infantil estão interessados em como as crianças aprendem a regular o próprio comportamento em vários cenários. Susan Calkins e Nathan Fox examinaram essa questão, sobretudo em relação ao retraimento social e agressão, em "Self-Regulatory Processes in Early Personality Development: A Multilevel Approach to the Study of Childhood Social Withdrawal and Aggression", *Development and Psychopathology* 14 (2002): 477-98.

Dois dos principais pesquisadores no estudo de desenvolvimento infantil e temperamento são Jerome Kagan e Nancy Snidman, da Universidade de Harvard. Interessam-se em particular pela reação do cérebro a estímulos novos e como isso influencia o comportamento. Examinaram isso no artigo "The Physiology and Psychology of Behavioral Inhibition in Children", *Child Development* 58 (1987): 1459-73. Também se constatou que outros aspectos de temperamento, como a capacidade de autorregulação, têm algum poder previsível em relação aos problemas de relacionamento filho-pai. Georgia Degangi e colegas divulgaram isso em "Prediction of Childhood Problems at Three Years in Children Experiencing Disorders of Regulation During Infancy", *Infant Mental Health Journal* 21 (2000): 156-75.

Embora se saiba que a interação entre o cérebro e o ambiente exerce forte impacto no comportamento, é importante continuar a examinar variáveis ambientais, como hostilidade e rejeição parentais, na personalidade de uma criança. Kerry Bolger e Charlotte Patterson o fizeram no artigo "Pathways from Child Maltreatment to Internalizing Problems: Perceptions of Control as Mediators and Moderators", *Development and Psychopathology* 13 (2001): 913-40. Porém, a influência de pais no comportamento infantil às vezes rende surpreendentes resultados, sobretudo quando se trata de pais intrusivos. Nathan Fox e colegas trataram disso em "Behavioral Inhibition: Linking Biology and Behavior Within a Developmental Framework", *Annual Review of Psychology* 56 (2005): 235-62. Esse artigo também explora as ligações importantes entre inibição comportamental, desinibição comportamental e comportamento.

Shulamith Kreitler e Hans Kreitler examinaram como a complexidade do pensamento infantil se desenvolve com a idade. Em particular, interessaram-se pela capacidade da criança de prever resultados, um importante aspecto de autocontrole. Ver "Development of Probability Thinking in Children 5 to 12 Years Old", *Cognitive Development* 1 (1986): 365-90.

Outro artigo importante para os interessados em controle de comportamento é um escrito por Roger Katz, da Universidade de Utah. Katz discute a importante questão de que não informar as consequências para uma criança tem probabilidade de piorar seu comportamento. Ver "Interactions Between the Facilitative and Inhibitory Effects of a Punishing Stimulus in the Control of Children's Hitting Behavior", *Child Development* 42 (1971): 1433-46.

Constatou-se que as crianças agressivas têm um conjunto de pensamentos e crenças ao qual recorrem rotineiramente para atravessar quando estejam em conflito com situações. Esses pensamentos e crenças, chamados de "roteiros", tendem a levá-las a soluções agressivas. Ver Paul Boxer *et al.*, "Developmental Issues in School-Based Aggression Prevention from a Social-Cognitive Perspective", *Journal of Primary Prevention* 1 (2005): 383-400.

Uma das referências mais citadas na ciência comportamental é o livro de Joseph Wolpe, *Psychotherapy by Reciprocal Inhibition* (Stanford, CA: Stanford University Press, 1958). Além disso, Phillip Kendall e colegas discutem o papel desempenhado pela terapia de exposição na terapia cognitiva comportamental (TCC) no artigo "Considering TCC with Anxious Youth? Think Exposure", *Cognitive and Behavioral Practice* 12 (2005): 36-150. Embora não haja consenso em relação a como funciona a terapia de exposição, o professor Rudi De Raedt explica como as áreas cerebrais comunicam-se entre si para criar mudanças emocionais em seguida à terapia de exposição. Ver "Does Neuroscience Hold Promise for the Further Development of Behavior Therapy? The Case of Emotional Change After Exposure in Anxiety e Depression", *Scandinavian Journal of Psychology* 47 (2006): 225-36.

Para uma breve explicação de como se pode usar a visualização como um método de contracondicionamento quando a terapia de exposição não funciona como tentativa para tratar uma fobia específica, ver Daniel Moran e Richard O'Brien, "Competency Imagery: A Case Study Treating Emetophobia", *Psychological Reports* 96 (2005): 635-36. Apoio adicional para usar imagem visual no tratamento de fobias infantis encontra-se no artigo de Nevile King *et al.*, "Usefulness of Emotive Imagery in the Treatment of Childhood Phobias: Clinical Guidelines, Case Examples and Issues", *Counseling Psychology Quarterly* 14 (2001): 95-101.

Kate Keenan e Lauren Wakschlag tratam de uma importante questão de diagnose: como uma forma modificada da estrutura do DSM-IV [sigla em inglês de Manual Diagnóstico e Estatístico de Doenças IV] pode ser usada para identificar crianças pré-escolares com comportamento disruptivo (ou antissocial depois dos 18 anos). Ver "Can a Valid Diagnosis of Disruptive Behavior Disorder Be Made in Preschool Children?", *American Journal of Psychiatry* 159 (2002): 351-58.

3. MINHAS ALERGIAS AFETAM O MODO COMO ME SINTO E ME COMPORTO

A análise feita por James Blackman e Matthew Durka de dados da Pesquisa Nacional de Saúde Infantil, realizada em 2003/2004, oferece uma fascinante visão das questões comportamentais, de aprendizagem e emocionais que afetam algumas crianças asmáticas. Ver "Development and Behavioral Comorbidities of Asthma in Children", *Journal of Developmental and Behavioral Pediatrics* 28 (2007): 92-99.

Is This Your Child? Discovering and Treating Unrecognized Allergies in Children and Adults, de Doris Rapp (Nova York: William Morrow, 1991), é repleto de informações sobre crianças e alergias a alimentos. A médica alergologista Dóris Rapp oferece uma exaustiva lista de sintomas e estudos de caso para ajudar pais a observarem se seu filho pode ter problemas com alimentos, esboçando ainda as opções de tratamento existentes.

A citação de Linus Pauling vem de *Brain Allergies: The Psychonutrient and Magnetic Connections*, de William Philpott e Dwight Kalita, 2ª ed. (Chicago: Keats Publishing, 2000). Esse interessante livro trata da dramática ligação entre alergias alimentares, deficiências de vitaminas e minerais e o cérebro. Philpott, um cientista ortomolecular, também oferece um debate abrangente e muito técnico da dieta de eliminação de alimentos e a necessidade da variação de alimentos na dieta.

James Braly e Patrick Holford, em *Hidden Food Allergies* (Laguna Beach, CA: Basic Health Publications, 2006), identificam os mais comuns alérgenos em alimentos, explicam as causas de alergias, oferecem informações sobre teste de alergia, esboçam como fazer uma dieta de eliminação e mostram como tratar essas alergias. Trata-se de um livro de fácil leitura.

4. NÃO GOSTO DE REGRAS!

Jerome Kagan e Nancy Snidman, ao estudarem os aspectos genéticos do comportamento infantil, examinaram as diferenças físicas e fisiológicas entre crianças inibidas e desinibidas. Ver "Temperamental Contributions to Styles of Reactivity to Discrepancy", em *The Development and Meaning of Psychological Distance,* ed. Rodney Cocking e K. Ann Renninger (Mahwah, NJ: Lawrence Erlbaum, 1993), 81-89.

Para uma análise das diferenças em como meninos pré-escolares opositores tendem a pensar em comparação aos pares não opositores, ver Katherine Coy *et al.*, "Social-Cognitive Processes in Preschool Boys With and Without Occupational Defiant Disorder", *Journal of Abnormal Child Psychology* 29 (2001): 107-30. Os padrões de pensamento de crianças opositoras também são extensamente examinados em meu livro *The Defiant Child: A Parent's Guide to Oppositional Defiant Disorder* (Dallas: Taylor Trade Publishing, 1997).

5. NÃO CONSIGO FICAR QUIETO

Steven Cuff e colegas, pesquisadores na Universidade da Carolina do Norte, examinaram os resultados da Pesquisa Nacional de Saúde Infantil para crianças de quatro a dezessete anos para determinar a prevalência de sintomas de TDAH, além de outros sintomas que parecem acompanhá-lo com frequência. Ver "Prevalence and Correlates of TDAH Symptoms in the National Health Interview Survey", *Journal of Attention Disorders* 9 (2005): 392-401. Em linha semelhante, Mark Sciutto e colegas tratam da importante questão de gênero e sintomas em "Effects of Child Gender and Symptom Type on Referrals for TDAH by Elementary School Teachers", *Journal of Emotional and Behavioral Disorders* 12 (2004): 247-53. Eles concluíram que os meninos tinham mais chance de ser recomendados a serviços especiais que as meninas que exibiam os mesmos sintomas. A percepção do professor, e não o comportamento real, talvez explique as diferenças nos índices de recomendação.

Irwin Waldman e Ian Gizer fizeram uma análise dos estudos que examinavam TDAH e os vários genes do candidato relacionados à produção de neurotransmissor. Ver "The Genetics of Attention Deficit Hyperactivity Disorder", *Clinical Psychology Review* 26 (2006): 396-432. Larry Seidman e colegas também se interessaram pelas diferenças entre crianças com e sem TDAH, usaram imagens do cérebro à procura de anormalidades na área frontal. Encontraram indícios de que anormalidades cerebrais talvez estejam envolvidas no TDAH. Ver "Structural Brain Imaging of Attention-Deficit Hyperactivity Disorder", *Biological Psychiatry* 57 (2005): 1263-72.

Dave Daley, professor de psicologia na Universidade de Gales, estudou a atual pesquisa sobre TDAH para fornecer uma sinopse que os clínicos podem usar para ajudar pais a entenderem as complexidades do TDAH. Ver "Attention Deficit Hyperactivity Disorder: A Review of the Essential Facts", *Child: Care, Health and Development* 32 (2006): 193-204. As diferenças de QI entre crianças com TDAH e as sem o transtorno são insignificantes. Em vez disso, o principal fator que contribui para TDAH parece ser o funcionamento executivo prejudicado.

Para uma discussão a respeito, ver Sabrina Schuck e Francis Crinella, "Why Children with ADHD Do Not Have Low IQs", *Journal of Learning Disabilities* 38 (2005): 262-80.

J. M. Halperin e colegas estudaram os mecanismos da noradrenalina (ou norepinefrina) em ação em crianças com TDAH, notando que medicamentos estimulantes continuam sendo o tratamento de escolha de primeira linha. Ver "Noradrenergic Mechanisms in ADHD Children with and Without Reading Disabilities: A Replication and Extension", *Journal of the American Academy of Child and Adolescent Psychiatry* 36 (1997): 1688-97. Porém, Edmund Sonuga-Barke e colegas investigaram os efeitos de treinar pais no reconhecimento de sintomas do TDAH e como usar várias técnicas de orientar a conduta, constatando que isso melhorou o funcionamento da família. Ver "Parent-Based Therapies for Preschool Attention Deficit/Hyperactivity Disorder: A Randomized, Controlled Trial with a Community Sample", *Journal of the American Academy of Child and Adolescent Psychiatry* 40 (2001): 402-8.

Quem tiver interesse por alternativas à medicação deve ler os estudos interessantes sobre automonitoração, uma técnica em que a criança é treinada para monitorar e registrar seu próprio comportamento em atividade. Essas técnicas em geral usam um som audível, um relógio ou um pequeno dispositivo na mesa de trabalho para monitorar o comportamento em atividade da criança durante a instrução. Um estudo feito por Laura Wolfe e colegas encontrou indícios de que a automonitoração e a pontuação exposta do desempenho melhoraram o comportamento em tarefa. Ver "Effects of Self Monitoring on the On-Task Behavior and Written Language Performance of Elementary Students with Learning Disabilities", *Journal of Behavioral Education* 10 (2002): 49-73.

De modo semelhante, Tina Dalton e colegas estudaram dois adolescentes do sexo masculino com dificuldades de aprendizagem e TDAH, descobrindo que o treinamento no uso de uma forma de automonitoração melhorou o comportamento em tarefa. Ver "The Effects of a Self-Management Program in Reducing Off Task Behavior", *Journal of Behavioral Education* 9 (1999): 157-76.

Michael Gordon e colegas examinaram a prática de colocar na carteira de uma criança um pequeno dispositivo de monitoração controlado pelo professor que indicava quantos pontos eram ganhos pelo comportamento em tarefa. Essa pesquisa também apresentou a questão do custo de resposta, estudando o efeito da perda de pontos para comportamento fora de tarefa. Viu-se claro efeito positivo, embora as melhorias no comportamento em tarefa logo revertiam quando o dispositivo de monitoração não estava sendo usado. Ver "Nonmedical Treatment of ADHD/ Hyperactivity: The Attention Training System", *Journal of School Psychology* 29 (1991): 151-59.

6. NÃO CONSIGO ME CONTROLAR NA ESCOLA

Laura Griner Hill e Nicole Werner, pesquisadoras na Universidade do Estado de Washington, descobriram que, quanto mais uma criança se sente ligada e afiliada à escola, menor é a probabilidade de que aja de maneira agressiva. Trata-se de um estudo importante para autoridades educacionais interessadas em diminuir a violência escolar. Ver "Affiliative Motivation, School Attachment, and Aggression in School", *Psychology in the Schools* 43 (2006): 231-46. Nessa mesma linha, Roger Weissberg e colegas propõem a criação de programas de prevenção com base comunitária, específicos às necessidades de famílias e crianças. Ver "Prevention That Works for Children and Youth: An Introduction", *American Psychologist* 58 (2003): 425-32.

Crianças torturadas e rejeitadas pelos colegas na certa não mantêm elos fortes com suas escolas. A pesquisa mostra claramente que a rejeição dos colegas influencia o desempenho e a frequência escolar da criança de maneira negativa. Ver Eric Buhs *et al.*, "Peer Exclusion e Victimization: Processes That Mediate the Relation Between Peer Group Rejection and Children's Classroom Engagement e Achievement?", *Journal of Educational Psychology* 98 (2006): 1-13. Também há indícios de que as crianças mais jovens têm, quanto maior o risco de adquirir problemas emocionais e comportamentais, necessidade de um ambiente escolar mais saudável. Para um estudo de distúrbio psiquiátrico infantil relativo à idade, ver Robert Goodman *et al.*, "Child Psychiatric Disorder and Relative Age Within School Year: Cross-Sectional Survey of Large Population Sample", *British Medical Journal* 327 (2003), www.bmj.com/cgi/content/full/327/7413/472.

Carmen Broussard e John Northup examinaram como controlar comportamento desagregador em sala de aula. Descobriram que isso diminuía quando se ensinava as crianças a não prestar atenção a um colega envolvido em comportamento antissocial. Ver "The Use of Functional Analysis to Develop Peer Interventions for Disruptive Classroom Behavior", *School Psychology Quarterly* 12 (1997): 65-76. Também, Deborah Lowe Vandell e Mary Ann Corasaniti encontraram indícios de que relacionamentos entre colegas e adaptação emocional geral entre crianças de baixa renda melhoraram quando elas frequentavam programas após a escola. As implicações dessa descoberta são que programas pós-escola bem planejados têm impacto positivo no comportamento em sala de aula. Ver "Variations in Early Childcare: Do They Predict Subsequent Social, Emotional, and Cognitive Differences?", *Early Childhood Research Quarterly* 5 (1990): 555-72.

7. TUDO ME PREOCUPA

Uma excelente fonte de informações *online* relacionadas à saúde mental é o Center for Mental Health Services, patrocinado pela Substance Abuse and Mental Health Services Administration division of the U.S. Department of Health and Human Services: <mentalhealth.samhsa.gov/cmhs>.

Para um estudo de como modificar os critérios do DSM-IV para identificar crianças entre dezoito meses e cinco anos que sofrem de ansiedade social ou transtorno de ansiedade generalizada, ver Susan Warren *et al.*, "Toddler Anxiety Disorders: A Pilot Study", *Journal of the American Academy of Child and Adolescent Psychiatry* 45 (2006): 859-70.

Thalia Eley e colegas, do Instituto de Psiquiatria do King's College de Londres, encontraram fortes ligações genéticas para comportamento obsessivo-compulsivo e influências genéticas para outros comportamentos relacionados à ansiedade. Ver "A Twin Study of Anxiety-Related Behaviours in Pre-School Children", *Journal of Child Psychology and Psychiatry* 44 (2003): 945-60. Sabine Wilhelm e D. F. Tolin estudaram o tratamento de transtornos de ansiedade e descobriram que medicamento e terapia cognitiva comportamental são alternativas viáveis quando um tratamento é necessário. Ver "Challenges in Treating Obsessive-Compulsive Disorder: Introduction", *Journal of Clinical Psychology: In Session* 60 (2004): 1127-32.

As crianças abrigam todos os tipos de pensamentos sobre si mesmas, e outros, que têm importante impacto no humor e comportamento delas. Muitas vezes a chave para mudar o comportamento é ajudar uma criança a mudar a maneira de pensar sobre si mesmo e sobre as situações que enfrenta. Ver meu livro *The Depressed Child: A Parent's Guide for Rescuing Kids* (Dallas: Taylor Trade Publishing, 2001).

8. TALVEZ EU ESTEJA DEPRIMIDO

Todos que trabalham com crianças bipolares, seja no papel de diagnóstico ou de tratamento, devem conhecer os sintomas fundamentais de mania pediátrica, como apresentados por Joan Luby e Andy Belden em "Defining and Validating Bipolar Disorder in the Preschool Period", *Development and Psychopathology* 18 (2006): 971-88.

Arman Danielyan e colegas relatam como é difícil fazer uma diagnose acertada de transtorno bipolar infantil. Além disso, eles tratam da natureza da forte emoção exibida por crianças bipolares, uma de suas características definidoras. Ver "Clinical Characteristics of Bipolar Disorder in Very Young Children", *Journal of Affective Disorders* 97 (2007): 51-59. Ao mesmo tempo, Brendan Rich e colegas alertam que, embora acentuada, a irritabilidade talvez seja um indicador de transtorno bipolar. Pode também ser um indicador de grave alteração de humor (SMD, em inglês), uma categoria de diagnóstico relativamente nova cuja patofisiologia difere muitíssimo da de transtorno bipolar. Ver "Different Psychophysiological and Behavioral Responses Elicited by Frustration in Pediatric Bipolar Disorder and Severe Mood Dysregulation", *American Journal of Psychiatry* 164 (2007): 309-17.

R. C. Harrington e colegas examinaram o caminho que a depressão infantil muitas vezes toma na maioridade. Ver "Adult

Outcomes of Childhood and Adolescent Depression: I. Psychiatric Status", *Archives of General Psychiatry* 47 (1990): 465-73. Para um excelente estudo *online* das indicações de depressão infantil, acesse <www.webmd.com>, termo de busca "childhood depression". Ou acesse <www.webmd.com/ansiedade-panic/guide/recognizing-childhood-depression-ansiedade?page=3>.

Samuel Blumberg e Carroll Izard estudaram as diferenças entre formas de depressão adulta e infantil, sobretudo relativas a processos de humor e pensamento. Ver seu artigo "Affective and Cognitive Characteristics of Depression in 10- and 11-Year-Old Children", *Journal of Personality and Social Psychology* 49 (1985): 194-202. Meu livro *The Depressed Child* também examina como as crianças deprimidas veem o mundo e os outros, e como elas pensam.

Neal Ryan apresenta as opções de tratamento para depressão infantil, com a particular advertência de que se tem conhecimento de que medicamento antidepressivo piora sintomas de depressão. Ver "Treatment of Depression in Children and Adolescents", *Lancet* 366 (2005): 933-40. Ao mesmo tempo, David Brent escreve que a depressão adolescente começou a declinar na década de 1990, talvez devido à ascensão de ISRS. Ver "Is the Medication Bottle for Pediatric and Adolescent Depression Half-Full or Half-Empty?", *Journal of Adolescent Health* 37 (2005): 431-33.

Lyn Abramson e colegas discutem a ideia de impotência adquirida em "Learned Helplessness in Humans – Critique e Reformulation", *Journal of Abnormal Psychology* 87 (1978): 49-74. Scott Compton e colegas fizeram um extenso estudo da literatura de pesquisa existente sobre o tratamento de ansiedade pediátrica e depressão e constataram que a terapia de comportamento cognitivo era o tratamento recomendado na maioria de estudos controlados. Ver "Cognitive-Behavioral Psychotherapy for Anxiety and Depressive Disorders in Children and Adolescents: An Evidence-

Based Medicine Review", *Journal of the American Academy of Child and Adolescent Psychiatry* 43 (2004): 930-59.

Sarah Quakley e colegas, em um estudo do RU, também examinaram a questão de terapia cognitiva comportamental com crianças pequenas. Constataram que, por volta dos sete anos, a maioria das crianças deve ser capaz de submeter-se a essa terapia. Ver "Can Children Distinguish Between Thoughts and Behaviours?", *Behavioural e Cognitive Psychotherapy* 31 (2003): 159-68. De modo semelhante, os indícios apresentados por J. H. Flavel e colegas indicam que crianças mais jovens não têm conhecimento substancial de seus próprios pensamentos e talvez não sejam candidatas a terapias cognitivas. Ver "Development of Children's Awareness of Their Own Thoughts", *Journal of Cognition and Development* 1 (2000): 97-112.

Embora a ênfase nos Estados Unidos se concentrasse fortemente em terapia cognitiva, Vicky Flory submeteu a treinamento de empatia parental um grupo de onze pais na Austrália. Descobriu benefícios a longo prazo para filhos e pais. Ver "A Novel Clinical Intervention for Severe Childhood Depression and Anxiety", *Clinical Child Psychology and Psychiatry* 9 (2004): 9-23.

Paul Smokowski e K. H. Kopasz estudaram intimidação e agressividade infantis para determinar que tipo de criança é mais propensa a ser vítima de seus colegas agressivos. Ver "Bullying in School: An Overview of Types, Effects, Family Characteristics, and Intervention Strategies", *Children & Schools* 27 (2005): 101-10. Do mesmo modo, Martin Stein e colegas relataram as queixas de uma criança que escondia o fato de que vinha sendo atormentada. Nesse estudo de caso, os autores mostram como as queixas médicas e psicológicas podem ser indicadores de que está sendo intimidado. Ver "Bullying: Concealed by Behavioral and Somatic Symptoms", *Journal of Developmental & Behavioral Pediatrics* 25 (2004): 347-51.

9. TODO MUNDO APRENDE MAIS RÁPIDO QUE EU

Paul McDermott e colegas examinaram o risco que ter uma dificuldade de aprendizagem cria para gerar outros problemas que podem afetar o comportamento e o desempenho escolar. Constatou-se que dificuldades de aprendizagem têm amplo impacto no aprendizado e no comportamento. Ver "A Nationwide Epidemiologic Modeling Study of LD: Risk, Protection, and Unintended Impact", *Journal of Learning Disabilities* 39 (2006): 230-51.

Robert Helwig e colegas examinaram métodos alternativos de aplicar testes de matemática a crianças com dificuldades de aprendizagem. Técnicas visuais e verbais pareciam melhorar o desempenho. Ver "An Oral Versus a Standard Administration of a Large-Scale Mathematics Test", *Journal of Special Education* 36 (2002): 39-47. Bridget Dalton e colegas conceberam uma experiência interessante para determinar como crianças com dificuldades de aprendizagem e crianças sem dificuldades de aprendizagem tinham melhores condições de demonstrar sua compreensão de uma unidade em eletricidade. Crianças dos dois grupos pareciam sair-se melhor em um teste de orientação visual e em um teste prático com participação ativa, ao contrário do teste de múltipla escolha. Esses achados têm fortes implicações para métodos de aplicação de testes.

Ver "Revealing Competence: Fourth-Grade Students With and Without Learning Disabilities Show What They Know on Paper-e-Pencil and Hands-On Performance Assessment", *Learning Disabilities Research & Practice* 10 (1995): 198-214.

Elena Rock e colegas examinaram a concomitância de dificuldades de aprendizagem e outros distúrbios psicológicos. Constatou-se que crianças com dificuldades de aprendizagem têm uma incidência muitíssimo intensificada de dificuldades sociais e emocionais em comparação com seus pares sem dificuldades de aprendizagem. Ver "The Concomitance of Learning Disabilities and Emotional/ Behavioral Disorders: A Conceptual Model", *Journal of Learning Disabilities* 30 (1997): 245-63.

10. GOSTO DE BRINCAR COM CRIANÇAS MENORES

Para mais informações sobre maturidade, ver Jan-Oloy Larsson *et al.*, "An Evaluation of a Short Questionnaire for Parents About Their School-Aged Children's Global Maturity Level", *Child Psychiatry and Human Development* 33 (2002): 59-73. Larsson e colegas salientaram que a imaturidade é associada a níveis reduzidos de conhecimento geral, uma aparência de corpo infantil, dificuldades motoras finas e dificuldades com os pares. Sintomas de imaturidade poderiam incluir desatenção, impulsividade, fraco autocontrole e hiperatividade. Eles também constataram que os mesmos sintomas podem melhorar mais tarde na vida devido ao crescimento normal ou ao apoio ambiental.

Para uma visão mais ampla das características de crianças com problemas de desenvolvimento, ver Raymond Tervo, "Parent's Reports Predict Their Child's Developmental Problems", *Clinical Pediatrics* 44 (2005): 601-11. Tervo descobriu que sintomas como problemas para comer, problemas de intestino e bexiga, desajeitamento e problemas motores finos, dificuldades para conversar e entender outros e baixa frequência em brincadeiras com os outros se associavam a desenvolvimento atrasado. Sintomas relacionados à linguagem em particular aumentavam as probabilidades de uma criança sofrer atrasos de desenvolvimento.

Para mais explicação do conceito de inteligência emocional, ver Daniel Goleman, *Inteligência emocional: a teoria revolucionária que redefine o que é ser inteligente* (São Paulo: Objetiva, 1996).

11. MINHAS MEIAS NÃO ESTÃO RETAS

Para uma excelente visão geral de problemas sensoriais, acesse <www.webmd.com> e introduza o termo de busca "sensory processing disorder". Além disso, pais preocupados com problemas sensoriais devem ler o livro de Carol Stock Kranowitz, *The Out-of-Sync Child: Recognizing and Coping with Sensory Processing Disorder* (Nova York: Penguin, 2005).

Michael Cheng e Jennifer Boggett-Carsjens sugerem que os clínicos considerem a possibilidade de haver problemas sensoriais em explosões antes de fazer uma diagnose de transtorno bipolar, TDAH ou transtorno desafiador opositivo. Ver "Consider Sensory Processing Disorders in the Explosive Child: Case Report and Review", *Canadian Child and Adolescent Psychiatry Review* 14 (2005): 44-48.

Roianne Ahn, junto com as conhecidas pesquisadoras Lucy Jane Miller e Sharon Milberger, examinaram os índices básicos de transtornos de processamento sensorial usando dados de pesquisa. Seu estudo incluíu 703 crianças. Ver "Prevalence of Parents' Perceptions of Sensory Processing Disorders Among Kindergarten Children", *American Journal of Occupational Therapy* 58 (2004): 287-93.

12. ESTOU TÃO CANSADO

Para informações sobre problemas de crianças para dormirem, ver o *website* da National Sleep Foundation, <www.sleepfoundation.org>.

Ronald Chervin é pesquisador do sono na Universidade de Michigan. Para sua importante pesquisa sobre os efeitos psicológicos de sono perturbado pela respiração, ver Chervin *et al.*, "Sleep-Disordered Breathing, Behavior, and Cognition in Children Before and After Adenotonsillectomy", *Pediatrics* 117 (2006): 769-78.

Richard Ferber é um renomado especialista em sono. Ver seu livro *Solve Your Child's Sleep Problems*, ed. rev. (Nova York: Simon & Schuster, 2006). Trata-se da primeira revisão importante do clássico de Ferber sobre crianças e sono, publicado pela primeira vez há vinte anos. A nova edição oferece atualizações sobre as mais recentes pesquisas sobre a natureza do sono em crianças, as causas de problemas para dormir e suas soluções.

Para um importante estudo do impacto de sono perturbado pela respiração em crianças, ver J. Gottlieb, "Symptoms of Sleep Disordered Breathing in 5-Year-Old Children Are Associated with Sleepiness and Problem Behavior", *Pediatrics* 112 (2003): 870-77.

13. COMO DIMINUIR EXPLOSÕES

Gabriel Masi e colegas estudaram um grupo de 94 crianças e adolescentes, descobrindo que aproximadamente um quarto deles também apresentava os critérios de diagnóstico para TDAH. Outras comorbidades também são explicadas. Ver "Comorbidity of Obsessive-Compulsive Disorder and Attention-Deficit/Hyperactivity Disorder in Referred Children and Adolescents", *Comprehensive Psychiatry* 47 (2006): 42-47.

Heather Volk e colegas avaliaram uma população de 1.616 indivíduos, todos gêmeos e com diagnose de TDAH. Descobriram-se altas taxas de transtorno desafiador opositivo/transtorno de conduta e depressão comórbidas. Ver "A Systematic Evaluation of ADHD and Comorbid Psychopathology in a Population-Based Twin Sample", *Journal of the American Academy of Child and Adolescent Psychiatry* 44 (2005): 768-75.

Elena Rock e colegas analisaram as notas do Capítulo 9, encontraram fortes ligações entre dificuldades de aprendizagem e outras formas de dificuldades comportamentais e emocionais. Ver "The Concomitance of Learning Disabilities and Emotional/

Behavioral Disorders: A Conceptual Model", *Journal of Learning Disabilities* 30 (1997): 245-63.

Alan Kazdin e Moira Whitley testaram a hipótese de complexidade em um grupo de 183 crianças entre três e catorze anos. A comorbidade de sintomas não se associou ao resultado de tratamento, como seria esperado pela hipótese da complexidade. Ver "Comorbidity, Case Complexity, and Effects of Evidence-Based Treatment for Children Referred for Disruptive Behavior", *Journal of Consulting and Clinical Psychology* 74 (2006): 455-67.

ÍNDICE

A

Abramson, Lyn (*Learned Helplessness in Humans – Critique e Reformulation*), 288

Adenoide, 28, 259, 270

Aditivo, 26, 88, 92, 94

Advertências, 67, 114, 156-8

Agressividade, 49, 289

Ahn, Roianne, Miller, Lucy Jane & Milberger, Sharon (*Prevalence of Parents' Perceptions of Sensory Processing Disorders Among Kindergarten Children*), 292

Alergia, alérgica(o), 7, 25-6, 74, 79-82, 84-93, 96-8, 102, 136, 140, 251, 262, 267, 269, 280-1

Alimento, 26, 74, 79-81, 84, 86, 88-9, 91-7, 138, 168, 237, 260, 262, 267, 280-1

American Journal of Occupational Therapy, 292

American Journal of Psychiatry, 280, 287

American Psychologist, 285

Amígdala, 28, 36, 38, 55, 259, 270

Annual Review of Psychology, 278

Ansiedade, 16-7, 22, 26, 32, 35, 58, 62, 82, 84, 88, 98, 103, 105, 136, 150, 166-8, 175, 181, 190, 232, 255, 260, 263, 268-9, 286, 288

Apneia do sono, 258-9

Aptidões sociais, 169, 188, 198, 229, 232, 268

Archives of General Psychiatry, 288

Asma, 81-2

Aspartame, 92

Atores, 208

Atrasos de desenvolvimento, 223, 291

Atrasos de linguagem, 220, 291

Autoconsciência, 122

Automonitoração, 142, 283-4

B

Base bioquímica, 192-3

Bater, 43, 68, 70, 83, 110, 112, 114, 120, 126-7, 141, 228

Biological Psychiatry, 282

Blackman, James & Durka, Matthew (*Development and Behavioral Comorbidities of Asthma in Children*), 280

Blumberg, Samuel & Izard, Carroll (*Affective and Cognitive Characteristics of Depression in 10-e 11-Year-Old Children*), 288

Bolger, Kerry & Patterson, Charlotte (*Pathways from Child Maltreatment to Internalizing Problems: Perceptions of Control as Mediators and Moderators*), 278

Boxer, Paul (*Developmental Issues in School-Based Aggression Prevention from a Social-Cognitive Perspective*) , 279

Bradshaw, Terry, 208

Braly, James & Holford, Patrick (*Hidden Food Allergies*), 281

Brent, David (*Is the Medication Bottle for Pediatric and Adolescent Depression Half-Full or Half-Empty?*), 288

British Medical Journal, 285

Broussard, Carmen & Northup, John (*The Use of Functional Analysis to Develop Peer Interventions for Disruptive Classroom Behavior*), 285

Buhs, Eric (*Peer Exclusion and Victimization: Processes That Mediate the Relation Between Peer Group Rejection and Children's Classroom Engagement and Achievement?*), 285

C

Calkins, Susan & Fox, Nathan (*Self-Regulatory Processes in Early Personality Development: A Multilevel Approach to the Study of Childhood Social Withdrawal and Aggression*), 277

Canadian Child and Adolescent Psychiatry Review, 292

Caspi, Avshalom & Elder, Glen (*Moving Against the World: Life-Course Patterns of Explosive Children*), 277

Castigo (v. tb. Punição), 53, 76, 102, 112, 115, 119-20, 127, 157, 262

Center for Mental Health Services, 286

Centro Médico do Hospital Infantil de Cincinnati, 185

Centro Nacional de Informação de Saúde Mental, 166

Cérebro, 15, 35-8, 47-52, 54-6, 58, 61, 73, 87, 121-2, 132, 137, 150, 158, 180-1, 193, 201, 203, 205, 216, 256, 258, 261, 277-8, 281-2

Cheng, Michael & Boggett-Carsjens, Jennifer (*Consider Sensory Processing Disorders in the Explosive Child: Case Report and Review*), 292

Chervin, Ronald, 246, 292

Child Development, 278-9

Child Psychiatry and Human Development, 291

Child: Care, Health and Development, 283

Children & Schools, 289

Clinical Child Psychology and Psychiatry, 289

Clinical Pediatrics, 291

Clinical Psychology Review, 282

Cognitive and Behavioral Practice, 279

Cognitive Development, 278

Colegas, 19, 21-4, 29-30, 36-7, 57, 70-1, 81, 85, 89, 101, 103-4, 107, 109-10, 117, 125, 138, 140-1, 159, 151-3, 156, 159-60, 167, 169, 191-2, 195, 197, 202, 209, 212, 219, 221, 223, 227, 229, 231-2, 236, 242, 252, 259, 266, 278-9, 282-91, 293

Comorbidade, 167, 268, 293-4

Competência de imagística, 62

Competências, 219, 228

Comportamento desafiador, 25, 88, 102, 106-7, 113, 121

Comportamento explosivo, 15-6, 21, 25-30, 41, 47, 57, 70, 75, 84, 87, 97-8, 121, 132, 135, 150, 187, 192, 236, 240, 247, 249, 259-260, 267-8, 270

Comportamento imaturo, 219-220, 227, 231

Comportamento inibido, 39

Comportamento opositor, 98, 106, 108, 116, 155, 263, 268

Compreensão da leitura, 211, 213-5

Comprehensive Psychiatry, 293

Compton, Scott (*Cognitive-Behavioral Psychotherapy for Anxiety and Depressive Disorders in Children and Adolescents: An Evidence-Based Medicine Review*), 282

Contenção, 69, 72-4

Córtex pré-frontal, 56

Córtex sensorial do cérebro, 37

Counseling Psychology Quarterly, 280

Coy, Katherine (*Social-Cognitive Processes in Preschool Boys With and Without Occupational Defiant Disorder*), 281

Criança desafiadora, 25, 103, 107-10, 113, 119, 122

Criança opositora, 103-5, 110, 112, 114, 119, 121, 130, 281

Crianças desinibidas, 37

Cuff, Steven (*Prevalence and Correlates of TDAH Symptoms in the National Health Interview Survey*), 282

D

Daley, Dave (*Attention Deficit Hyperactivity Disorder: A Review of the Essential Facts*), 283

Dalton, Bridget (*Revealing Competence: Fourth-Grade Students With and Without Learning Disabilities Show What They Know on Paper-and-Pencil and Hands-On Performance Assessment*), 211, 290

Dalton, Tina (*Effects of a Self-Management Program in Reducing Off Task Behavior, The*), 284

Danielyan, Arman (*Clinical Characteristics of Bipolar Disorder in Very Young Children*), 287

De Raedt, Rudi (*Does Neuroscience Hold Promise for the Further Development of Behavior Therapy? The Case of Emotional Change After Exposure in Anxiety and Depression*), 279

Degangi, Georgia (*Prediction of Childhood Problems at Three Years in Children Experiencing Disorders of Regulation During Infancy*), 278

Departamento de Saúde e Serviços Humanos dos EUA (U.S. Department of Health and Human Services), 286

Depressão, 16, 26, 82, 84, 88, 92, 98, 135, 138, 167, 183-4, 187-94, 197-9, 209, 263, 268-9, 287-8, 293

Descontrole (v. tb. Faniquito), 41, 57, 72

Dessensibilização, 54, 241

Development and Psychopathology, 277-8, 287

Developmental Psychology, 277

Dever de casa, 64, 80, 132, 136, 143-4, 165, 172, 203, 207, 215, 247, 249

Dificuldade(s) de aprendizagem, 28, 202-4, 207-10, 212-3, 216, 268-9, 284, 290-1, 293

Disfunção de integração sensorial, 236

Distanciamento atencioso, 273

Distúrbios, 20, 27, 129-30, 138, 167, 184-5, 193, 202, 206, 238-9, 254, 259, 263, 269, 285, 290

Dopamina (v. neurotransmissor), 137

Dormir, 69, 92, 98, 105, 118, 176, 184, 189, 245-56, 258-9, 262-3, 263, 292-3

DSM-IV (*Diagnostic and Statistical Manual of Mental Disorders - Fourth Edition ou* Manual Diagnóstico e Estatístico de Doenças Mentais-quarta edição), 280, 286

E

Early Childhood Research Quarterly, 286

Educação especial, 147, 211, 242

Einstein, Albert, 210

Eley, Thalia (*Twin Study of Anxiety-Related Behaviours in Pre-School Children, A*), 286

Elogio, 9, 30, 46, 50, 64, 120, 140, 145, 150, 162, 265-6

Emoção, 34, 36, 55, 58, 75, 90, 105, 123, 180, 221-2, 239, 245, 251, 274-5, 287

Enurese, 91, 95, 98, 245, 247, 260-2

Esclarecimento, 41

Escola(r), 15, 21, 23, 28, 30, 35, 46, 51-3, 64, 66-8, 70-1, 80, 82-4, 86, 89, 97, 103, 107-9, 120, 124-5, 131-2, 136, 138, 140, 143-5, 147-153, 155-163, 170, 189, 191-3, 198, 201-4, 207-8, 210-17, 222-3, 227-9, 231-2, 241-2, 246-7, 249, 251-2, 257, 266, 268, 270, 280-1, 284-8, 290

Estilo de imposição de limites pelos pais (práticas paternas), 36

Explosão infantil, 21

F

Facilitar o pensamento (área de capacidade), 222

Família(r), 10, 28, 30, 34, 86, 97, 105-6, 108, 121, 124-8, 152, 156, 158, 161, 186-7, 192, 195, 224, 227, 245, 250, 257, 257, 263, 267, 271, 274, 283, 285

Faniquito (v. tb. Descontrole), 17, 19-20, 23-5, 38, 41, 44, 50, 53, 56, 68-9, 73-5, 82, 109, 114, 116, 127, 133, 153, 172, 216, 223-4, 274

Feingold, Benjamin, 88

Ferber, Richard (*Solve Your Child's Sleep Problems*), 254, 293

Flavel, J. H. (*Development of Children's Awareness of Their Own Thoughts*), 289

Flory, Vicky (*Novel Clinical Intervention for Severe Childhood Depression and Anxiety*), 196, 289

Fobia (v. tb. Medo, Pânico), 75, 166-7, 171, 280

Folha de acompanhamento, 143

Fox, Nathan (*Behavioral Inhibition: Linking Biology and Behavior Within a Developmental Framework*), 36, 277-8

Frederico II, 46

Fundação Nacional do Sono (v. tb. National Sleep Foundation), 245, 247-8

Fúria (v. tb. Raiva), 14, 20, 23-5, 43, 53, 60, 70, 92, 117, 161, 165

G

Genética, 107, 124, 130, 167, 286

Goleman, Daniel (*Inteligência emocional: a teoria revolucionária que redefine o que é ser Inteligente*), 221, 291

Goodman, Robert (*Child Psychiatric Disorder and Relative Age Within School Year: Cross-Sectional Survey of Large Population Sample*), 285

Gordon, Michael (*Nonmedical Treatment of ADHD/Hyperactivity: The Attention Training System*), 284

Gottlieb, J. (*Symptoms of Sleep Disordered Breathing in 5-Year-Old Children Are Associated with Sleepiness and Problem Behavior*), 293

Grupos de amizade, 229

H

Halperin, J. M. (*Noradrenergic Mechanisms in ADHD Children With and Without Reading Disabilities: A Replication and Extension*), 283

Harrington, R. C. (*Adult Outcomes of Childhood and Adolescent Depression: I. Psychiatric Status*), 287

Helwig, Robert (*An Oral Versus a Standard Administration of a Large--Scale Mathematics Test*), 290

Hilfiger, Tommy, 207

Hill, Laura Griner & Werner, Nicole (*Affiliative Motivation, School Attachment, and Aggression in School*), 284

Hipótese da complexidade, 269, 294

Hospital Infantil de Boston, 254

Hostil, hostilidade, 21-2, 28, 104, 106-7, 112-4, 116, 189-90, 192, 198, 231, 278

Humor, 17, 23, 29, 47-8, 60, 75, 82, 86, 92, 98, 116, 136, 176, 186-8, 192-3, 195, 221, 239, 241, 245-6, 252, 273-4, 287-8

I

IC (Inibição Comportamental), 36, 278

Iceberg, 21

Igual, iguais, 22, 25-6, 44, 72, 108, 110, 113, 124-5, 127, 129, 199, 226, 228, 232, 241-2, 268

Imaturo(a), imaturidade, 28, 219-20, 226-9, 231-3, 260, 274, 291

Impotência, 288

Impotência de aprendizado, 195

Instituto de Psiquiatria do King's College de Londres, 286

Instituto Nacional de Saúde Mental, 185

Institutos Nacionais de Saúde, 259

Integração (área de operação mental), 203

Inteligência emocional, 221-2, 291

Intimidação, 197-8, 289

Irritabilidade, 82, 88, 92, 184-6, 189, 270, 287

ISRS (Inibidor Seletivo de Recaptação de Serotonina), 171, 194, 288

Itinerários mentais, 24, 28

J

Journal of Abnormal Child Psychology, 281

Journal of Abnormal Psychology, 288

Journal of Adolescent Health, 288

Journal of Affective Disorders, 287

Journal of Attention Disorders, 282

Journal of Behavioral Education, 284

Journal of Child Psychology and Psychiatry, 286

Journal of Clinical Psychology, 286

Journal of Cognition and Development, 289

Journal of Consulting and Clinical Psychology, 294

Journal of Developmental & Behavioral Pediatrics, 289

Journal of Educational Psychology, 285

Journal of Emotional and Behavioral Disorders, 282

Journal of Learning Disabilities, 284, 290, 294

Journal of Personality and Social Psychology, 288

Journal of Primary Prevention, 279

Journal of School Psychology, 284

Journal of Special Education, 290

Journal of the American Academy of Child and Adolescent Psychiatry, 283, 286, 288, 293

K

Kagan, Jerome, 36-7

Kagan, Jerome & Snidman, Nancy (*Physiology and Psychology of Behavioral Inhibition in Children, The*), 277

Kagan, Jerome & Snidman, Nancy (*Temperamental Contributions to Styles of Reactivity to Discrepancy*), 281

Katz, Roger (*Interactions Between the Facilitative and Inhibitory Effects of a Punishing Stimulus in the Control of Children's Hitting Behavior*), 279

Kazdin, Alan & Whitley, Moira (*Comorbidity: Case Complexity, and Effects of Evidence-Based Treatment for Children Referred for Disruptive Behavior*), 269, 294

Keenan, Kate & Wakschlag, Lauren (*Can a Valid Diagnosis of Disruptive Behavior Disorder Be Made in Preschool Children?*), 280

Kendall, Phillip (*Considering TCC com Anxious Youth? Think Exposure*), 279

King, Nevile (*Usefulness of Emotive Imagery in the Treatment of Childhood Phobias: Clinical Guidelines, Case Examples and Issues*), 280

Kranowitz, Carol Stock (*Out-of-Sync Child: Recognizing and Coping with Sensory Processing Disorder, The*), 238, 292

Kreitler, Shulamith & Kreitler, Hans (*Development of Probability Thinking in Children 5 to 12 Years Old*), 278

L

Lancet, 288

Larsson, Jan-Oloy (*An Evaluation of a Short Questionnaire for Parents About Their School-Aged Children's Global Maturity Level*), 291

Learning Disabilities Association of America (website: *idaamerica.org*), 203

Londres, King's College de, 286

Luby, Joan & Belden, Andy (*Defining and Validating Bipolar Disorder in the Preschool Period*), 184, 287

M

Mania, maníaco, hipomaníaco, 27, 183-6, 287

Masi, Gabriel (*Comorbidity of Obsessive-Compulsive Disorder and Attention-Deficit/Hyperactivity Disorder in Referred Children and Adolescents*), 293

Maturidade, 28, 115-6, 225, 231, 249, 266, 274, 291

Mayer, John, 221

McDermott, Paul (*Nationwide Epidemiologic Modeling Study of LD: Risk, Protection, and Unintended Impact, A*), 290

Mecanismo de lutar ou fugir, 38

Medicamentos (v. tb. Remédios), 15, 17, 26-7, 55, 84, 86, 132, 137-9, 171-2, 185-6, 188, 194, 201, 236, 242, 263, 283, 286, 288

Medo (v. tb. Fobia, Pânico), 34, 55, 58, 83, 123, 166, 169-70, 174-6, 180-1, 196-7, 242, 245, 251-3, 256-7, 261

Memória, 203, 205

Michigan, Universidade (Western) de, 09, 246, 292

Moran, Daniel & O'Brien, Richard (*Competency Imagery: A Case Study Treating Emetophobia*), 280

N

National Sleep Foundation (v. tb. Fundação Nacional do Sono), 292

Neurotransmissor, 137, 193, 197, 282

Noradrenalina (norepinefrina), 137, 283

O

O Grande Quarto Branco, 33-4

O poder das crenças, 194

*Output (*área de operação mental), 203

P

Pânico (v. tb. Fobia, Medo), 38, 166, 174, 240, 257

Papel de diretor, 229-30

Parentais, 232, 278

Pares, 167, 169, 198, 220, 281, 291

Pauling, Linus, 87, 281

Pediatrics, 259, 292-3

PEI (Programa de Educação Individualizada), 213

Perfeccionistas, 165-6, 169, 172

Personalidade, 9, 16, 25, 37, 46, 72, 106, 117, 124, 127-8, 229, 242, 278

Peso, 58, 259, 263

Pesquisa Nacional de Saúde Infantil, 138, 280, 282

Philpott, William & Kalita, Dwight *(Brain Allergies: The Psychonutrient and Magnetic Connections)*, 281

Problemas de discriminação sensorial (transtorno de processamento sensorial), 238

Problemas de modulação sensorial (transtorno de processamento sensorial), 238

Problemas de processamento sensorial, 239-40

Problemas de roteiros/itinerários, 28, 273

Problemas motores baseados nos sentidos (transtorno de processamento sensorial), 239

Problemas sensoriais, 292

Programa "gente grande", 43-54, 58, 73, 79, 114-6, 151, 154, 162, 181, 223-6, 231, 265-6

Programas pós-escola, 152, 286

PRS (Perturbações Respiratórias do Sono), 258-60, 263

Psychological Reports, 280

Psychology in the Schools, 285

Público, 28, 54, 57, 80, 87, 107, 109, 125, 169, 240, 266

Punição (v. tb. Castigo), 65, 72, 158

Q

Quakley, Sarah (*Can Children Distinguish Between Thoughts and Behaviors?*), 289

R

Raiva (v. tb. Fúria), 17, 20, 23-4, 30, 33-5, 43, 48, 51, 54, 69, 73, 86, 98, 105, 121, 123, 127, 129, 137, 149, 153-4, 156, 162, 165, 173-4, 188-90, 195, 202, 223, 229, 240, 259, 275

Rapp, Doris *(Is This Your Child? Discovering and Treating Unrecognized Allergies in Children and Adults)*, 88-7, 280

Reações IgE (imunoglobulina E), 88

Recompensas, 21, 47, 53-4, 58-9, 67, 73, 113, 116, 119-21, 125, 131, 144-5, 151, 154-8, 231, 255-6, 266-7

Regra, 53, 60, 101, 104, 106, 109, 111-2, 114, 121, 123-5, 162, 169, 215, 231, 281

Reino Unido, 167

Rich, Brendan (*Different Psychophysiological and Behavioral Responses Elicited by Frustration in Pediatric Bipolar Disorder and Severe Mood Dysregulation*), 287

Riley, Douglas A. *(Defiant Child: A Parent's Guide to Oppositional Defiant Disorder, The)*, 282

Riley, Douglas A. *(Depressed Child: A Parent's Guide for Rescuing Kids, The)*, 287

Rock, Elena (*Concomitance of Learning Disabilities and Emotional/ Behavioral Disorders: A Conceptual Model, The*), 290, 293

Ronco, 247, 258-9

Ryan, Neal (*Treatment of Depression in Children and Adolescents*), 288

S

Salovey, Peter, 221

Scandinavian Journal of Psychology, 279

School Psychology Quarterly, 285

Schuck, Sabrina & Crinella, Francis (*Why Children with ADHD Do Not Have Low IQs*), 283

Schwab, Charles, <*SchwabLearning.org*>, 208

Sciutto, Mark (*Effects of Child Gender and Symptom Type on Referrals for ADHD by Elementary School Teachers*), 282

Seidman, Larry (*Structural Brain Imaging of Attention-Deficit Hyperactivity Disorder*), 282

Simulações, 60, 62-63, 65, 150, 180, 242

Sistema de Atenção Gordon, 142

SMD (Severe Mood Dysregulation ou grave alteração de humor), 186, 287

Smokowski, Paul & Kopasz, K. H. (*Bullying in School: An Overview of Types, Effects, Family Characteristics, and Intervention Strategies*), 289

Snidman, Nancy, 277, 281

Sonambulismo, 247, 257

Soníloquo, 253, 257

Sonuga-Barke, Edmund (*Parent-Based Therapies for Preschool Attention Deficit/Hyperactivity Disorder: A Randomized, Controlled Trial with a Community Sample*), 140, 283

Stein, Martin (*Bullying: Concealed by Behavioral and Somatic Symptoms*), 289

Stewart, Jackie, 208

Substance Abuse and Mental Health Services Administration, 286

T

TCC (Terapia Cognitiva Comportamental), 175, 194, 196, 268, 279, 286, 289

TDA ou ADD (Transtorno do *Deficit* de Atenção ou Attention *Deficit* Disorder), 27, 68, 129, 185

TDAH ou ADHD (Transtorno do *Deficit* de Atenção e Hiperatividade ou Attention *Deficit* Hyperactivity Disorder), 27, 68, 83, 84-5, 129-132, 134-141, 144-5, 185-6, 208, 235-6, 240, 246, 259-60, 268-9, 282-284, 292-293

Teoria da câmera fotográfica, 253

Terapeutas ocupacionais, 239-40

Terapia de exposição, 55-6, 63, 65, 174, 279

Terrores noturnos, 250, 252, 257-8

Tervo, Raymond (*Parent's Reports Predict Their Child's Developmental Problems*), 291

Teste oral, 211

TOC (Transtorno Obsessivo-Compulsivo), 135, 138, 166, 170-2, 180, 268

TPS (Transtorno de Processamento Sensorial), 22, 74, 235-6, 238-40, 242, 292

Tranco, 150, 241-2

Transições ABX 39-40, 55, 64, 66

Transições simples, 39, 64, 66

Transtorno bipolar, 25-6, 95, 183-186, 188, 192, 287, 292

Transtorno de ansiedade de separação, 166

Transtorno de ansiedade generalizada, 26, 166-7, 286

Transtorno desafiador opositivo, 27, 85, 135, 193, 235-6, 292-3

Transtorno do estresse pós-traumático, 166

Transtorno fóbico-ansioso, 37

Tratamento(s), 10, 16-7, 24-6, 28, 48-9, 54-5, 62, 66, 70, 95, 136-40, 142, 145, 167, 171-2, 181, 185, 187-8, 193-4, 229, 231, 236, 239-41, 265, 267, 269-70, 280-1, 283, 286-7, 294

Treinamento de empatia parental, 289

Treinamento de esbarrão, 236

Treinamento dos erros, 173-4

U

Universidade da Carolina do Norte, 282

Universidade de Ghent, 55

Universidade de Harvard, 36, 208, 277

Universidade de Maryland, 36

Universidade de Southampton, 140

Universidade de Utah, 279

Universidade de Washington, 184

Universidade de Yale, 269

Universidade do Estado de Washington, 284

Universidade George Washington, 167

Universidade Vanderbilt, 212

V

Vandell, Deborah Lowe & Corasaniti, Mary Ann (*Variations in Early Childcare: Do They Predict Subsequent Social, Emotional, and Cognitive Differences?*), 285

Volk, Heather (*Systematic Evaluation of ADHD and Comorbid Psychopathology in a Population-Based Twin Sample, A*), 293

W

Waldman, Irwin & Gizer, Ian (*The Genetics of Attention Deficit Hyperactivity Disorder*), 282

Warren, Susan (*Toddler Anxiety Disorders: A Pilot Study*), 167, 286

WebMD, 190, 236, 288, 292

Weissberg, Roger (*Prevention That Works for Children and Youth: An Introduction*), 285

Werner, Nicole, 284

Whitley, Moira, 269, 294

Wilhelm, Sabine & Tolin, D. F. (*Challenges in Treating Obsessive-Compulsive Disorder: Introduction*), 286

Wolfe, Laura (*Effects of Self-Monitoring on the On-Task Behavior and Written Language Performance of Elementary Students with Learning Disabilities*), 284

Wolpe, Joseph *(Psychotherapy by Reciprocal Inhibition)*, 54, 279

X

Xixi na cama, 90, 248, 260-1

Este livro foi impresso pela Prol Editora Gráfica
para a Editora Prumo Ltda.